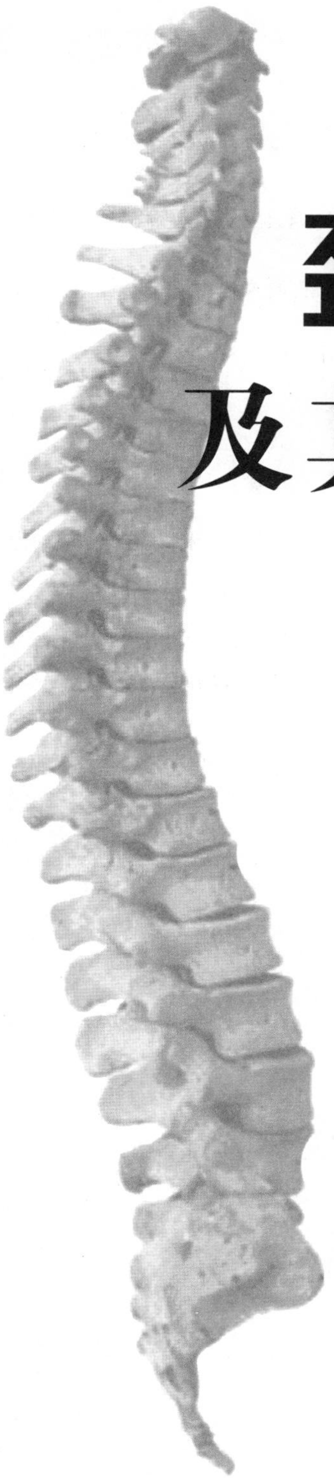

颈椎病
及其并发症

郭国田 袁保丰 著

中国科学技术大学出版社

内 容 简 介

本书专题介绍颈椎病及其并发症，全书分为上、下两篇。上篇“颈椎病”主要包括颈椎病的历史发展、生理解剖基础、病因机制、诊断、分型、治疗方法、功能锻炼及预防；下篇“颈椎病的并发症”主要包括神经系统疾病、耳鼻喉疾病、循环系统疾病、消化系统疾病和运动系统疾病。

本书内容详实，通俗易懂，图文并茂，可作为初级专业人员、基层医务相关人员及颈椎病患者的参考书籍。

图书在版编目(CIP)数据

颈椎病及其并发症/郭国田，袁保丰著．—合肥：中国科学技术大学出版社，2015.8

ISBN 978-7-312-03745-0

Ⅰ．颈…　Ⅱ．①郭…②袁…　Ⅲ．①颈椎—脊椎病—防治②颈椎—脊椎病—并发症—防治　Ⅳ．R681.5

中国版本图书馆CIP数据核字(2015)第117971号

出版　中国科学技术大学出版社
安徽省合肥市金寨路96号，230026
http://press.ustc.edu.cn
印刷　安徽省瑞隆印务有限公司
发行　中国科学技术大学出版社
经销　全国新华书店
开本　710 mm×1000 mm　1/16
印张　13.25
字数　231千
版次　2015年8月第1版
印次　2015年8月第1次印刷
定价　39.00元

前　言

颈椎病是中老年人的常见病、多发病。随着科技的发展，运动减少，加之手机、网络的大量使用，颈椎病的发病年龄有明显年轻化趋势。颈椎病常不被重视，临床表现易与心脏病、脑病、胃肠病等相混淆而被误诊，耽误治疗时机。在颈椎病的治疗中，传统方法的疗效显著，其中以推拿、针灸为主要方法，可辅以牵引、穴位注射、封闭、中药内服和物理疗法等。颈椎病的发生与生活习惯、工作性质亦有很大关系，纠正不良的生活习惯，调整工作的节奏是减少病症发生的有效方法，同时适当功能锻炼对于防止颈椎病的发生、发展有积极的控制作用。

本书分上、下两篇，上篇由郭国田著，下篇由袁保丰著。由于水平有限和时间匆忙，错误和不足之处在所难免，诚请同仁和读者批评指正！

著　者

2015 年 5 月

目　　录

下篇　颈椎病的并发症

上　篇

颈　椎　病

第一章　颈椎病的历史沿革

中国传统医学的发展有记载的已有几千年，在这样一个漫长的历史过程中，逐渐形成了不同学科。马王堆三号汉墓出土的《阴阳十一脉灸经》中记载："臂巨阴之脉……是动则病：心彭彭如痛，缺盆痛，甚交两手而战，此为臂厥。"可以说与颈椎病症状相似，虽然古代医学没有"颈椎病"这一概念，但是对颈部损伤已有了治疗理论和方法，深深影响着当代颈椎病的治疗，为丰富颈椎病治疗学做出了重要贡献。

第一节　古代对颈椎病的认识

颈椎病在传统医学中归属于痹证，《素问·痹论》提到："风寒湿三气杂至，合而为痹也。""其风气胜者为行痹，寒气胜者为痛痹，湿气胜者为着痹。"《素问·至真要大论》中也提到："诸痉项强，皆属于湿。"《素问·痹论》按症状、部位、发病季节又将痹证分为筋痹、骨痹、脉痹、肌痹和皮痹。

《灵枢·大惑论》认为邪气侵袭颈项多因机体正气亏虚，颈项受邪后可导致眩晕发生，如："邪中于项，因逢其身之虚。"由此可见，风寒湿等外邪侵袭颈项部，导致局部经气不利是颈椎病发作的常见病因。《素问·厥论》认为"少阳厥逆，机关不利，机关不利者，腰不可以行，项不可以顾"。隋代的巢元方在《诸病源候论》中论述到，"邪客于足太阳之络，令人肩背拘急也"。汉代张仲景在《伤寒论》中论述到："太阳与少阳并病，头项强痛，或眩冒。"由此可见，颈椎病的发生与所在经脉气血阻滞、气机不利相关。

关于针灸治疗颈椎病的选穴、针刺方法，《黄帝内经》中已有详细记载，如《素问·骨空论》记载："大风颈项痛，刺风府，风府在上椎"，提出风府穴的运用；《素问·缪刺论》记载："邪客于足太阳之络，令人头项肩痛，刺足小指爪甲上，与肉交者……不已，刺外踝下三痏，左取右，右取左"，提出了循经远端取穴的方法及缪刺法的运用；晋代皇甫谧的《针灸甲乙经》按照临证不同提出了治疗颈椎病的较为详细的方案。如提到从肾经及膀胱经选穴治疗颈痛，“肩背头痛时眩，涌泉主之”。还提出了局部取穴治疗颈椎病，如“眩，头痛重，目如脱，项如拔，项直不得顾，天柱主之”。《证治准绳》曾总结说：“内经刺灸颈项痛有二：其一取手足太阳经治项后痛……其二取手足阳明经治颈前痛。”晋代皇甫谧则是通过经络辨证，根据颈肩痛不同部位症状表现取天柱、腕骨、神门、中渚、关冲等穴位治疗。明代是针灸学发展昌盛时期，以针刺治疗颈项疾病的论述颇多。如《针灸聚英・百症赋》中说：“且如两臂顽麻，少海就傍于三里……胸满项强，神藏、璇玑宜试。”《针灸大全》说：“颈项拘急引肩背痛，取后溪、承浆、百会等。”根据华佗夹脊发挥出的颈夹脊穴，现在已广泛用于颈椎病的临床治疗，由于疗效显著，已成为近些年针刺治疗颈椎病六大治法之一。所以，现代针刺治疗颈椎病方法，在全面继承前人认识基础上不断获得发展和提高。

在手法治疗方面，早在春秋战国时期的《黄帝歧伯按摩十卷》、《按摩经导引经十卷》就对手法治疗颈椎病有了论述，现存最早关于颈部疾患手法治疗见于唐代《外台秘要》，其曰：“若头痛背强，宜摩之佳。”明代异远真人首创上掇法，《跌损妙方》云：“颈项骨折断，用双手端定耳门，抬往上。”上掇法对后世手法及牵引研究具有重大指导意义。清代名医钱秀昌创造了颈部旋转手法治疗颈椎病的方法，现在依然沿用，有不可取代的优点，如其《伤科补要》说：“感冒风寒，以患失颈，头不能转，使患人低坐，用按摩法频频按摩，一手按其头，一手扳其下颜，缓缓绅舒令其正直。”

传统医学中还有关于颈椎病牵引治疗的记载，最早见于元代李仲南的《永类钤方》，其说：“凡倅进颈骨，用手巾一条绳一茎，系在杉上垂下来，以手中兜颈缚颏下，系于后脑杀缚接绳头，却以瓦罂一个五六寸高，看倅入深浅，斟酌高低，令患者端正坐于其罂上，会伸腿坐定。医用手采捺平正，说话不觉，以腿一踢，踢去罂子。”此即手巾兜缚牵引法。但由于此法粗暴，损伤过大，李氏为此寻求另一种方法，随后说：“又一法，令患人卧床上，以人挤其头，双足踏两肩即出。”此即挤头踏肩法。清代，颈椎牵引疗法得到进一步的重视和发展，胡廷光在手巾兜缚牵引法和挤头踏肩法的基础上发明了汗巾提法。其《伤科汇纂》中云：“颈骨缩入里，左右尚可动，发辫先解散，布巾下兜笼，两肩齐踏实，双手一把总，缓缓提拔出安舒莫倥偬。”此法借助汗巾使颈部受力均匀，以除挤头踏肩法之弊，又通过提拔避免突然暴力，为颈椎病牵引治疗做出了重要贡献。稍后的赵廷海在此基础上加用绢兜固定以维持稳定性，形成了绢兜牵引复位固定法。此较汗巾提法又有了新进展。现代颈椎牵引采用的枕颌牵引法与古法几乎完全一致。今人又在汗巾提法基础上创制便携式自控颈椎牵引器，将医者从繁重的体力劳动中解脱出来，使古法牵引向半自动、自动化方向发展，缩短了疗程，提高了疗效。

历代医家对颈椎病的药物治疗都遵循中医治疗理念。在张仲景的《伤寒杂病论》中论述了伤寒时颈项强直的治疗："太阳病，项背强几几，反汗出恶风者，桂枝加葛根汤主之。"所传桂枝加葛根汤、芍药甘草汤、黄芪桂枝五物汤都是后人治疗颈椎病的良方。李东垣根据痹症辩证施治，在其《脾胃论》说："治肩背痛式脊痛项强，腰似折，项似拔，上冲头痛，足太阳经方，羌活胜湿汤。"李氏羌活胜湿汤为古代颈项疾病治疗名方，深受后世医家所推崇。《医宗金鉴》杂病心法要旨就说："李杲羌活胜湿汤……治太阳经风湿肩背痛。"明清时期，方药治疗颈肩痛尤为盛行。王肯堂见解具有独到之处，针对颈肩背痛，创造了一系列方药，以"疏风滋血汤"最为著名，他说："颈项强急，动而微痛，脉血弦而涩，左为甚，作血虚邪客太阳阳明经，治以疏风滋血汤。"疏风滋血汤有养血滋阴、祛邪疏风之功，在当时及现在一直为颈椎病内治疗用方。古人对中药内治颈项疾患有丰富内容，成就巨大，尤其以张仲景、李东垣、王肯堂影响深远。古法治疗药物以活血化瘀、祛风除湿、滋补肝肾、补益气血为多，此与当前内治颈椎病药物一致。

古人在重视药物内治法的同时，也注意到外治法对颈肩背痛有独到之处。如徐灵胎指出："痛定于肩背，此着痹之类，必用外治之药，以攻提之。"《正风心法要旨》说："筋聚凝结肿硬筋胀皆宜内服正骨紫金丹，外敷迈出灵膏，并洗海桐皮汤，灸熨定痛散，外按手法治之。"其主张内外治结合，手法药物同施。《接骨全书》却以外治为主，它说："外有促筋失枕……大抵舒筋必用宽筋散煎汤洗为主。"清代的刘闻一更是独辟蹊径，他说："凡落枕脖者……将沙土烧热，用布包好，向椖处暖之即愈。"现代临床上常用红外线治疗颈椎病与古代利用热能原理有相似之处。

导引法在我国起源较早，且很早就应用于颈部疾患的防病保健之中，公元前 2 世纪，刘安提出了"熊经、鸟伸、鸟浴、猿、鸱视、虎顾，是养形之人也"，今人称之为"六禽戏"，其中"虎顾"等法可锻炼颈肌，防治颈项痛。《吕氏春秋》认为颈部缺乏活动可致"气郁"，它说："形不动则精不流，精不流则气郁，郁处头则为肿为风。""形不动则精不流"的思想为后世各种导引法如华佗五禽戏、易筋经等提供了理论依据，奠定了运用颈部导引和其他导引以防病强身之健康观基石。至隋代，形成了完整而专门的颈部导引法。巢元方就详细描述："一手长舒，令掌仰，一手提颏，挽之向外，一时极势二七，左右亦然，手不动两向侧势急挽之二七，去头骨急强。头风旋转，喉痹，膊内冷注偏见。"明清时期，颈部导引疗法得到巨大发展，当时记有高廉《遵生八笺》、曹元白《保生秘要》、陈士铎《石室秘录》等十余种，其中以王祖元《内功图说》导引法为代表，他说："两手扭须左右反顾，肩膊随转二十四次，两手相叉抱颈后，面仰视，使手与颈争力，去肩痛目昏。”这即是闻名于后的“首功”。王氏首功集前人大成，包括了“反顾”“仰视”“与颈争力”等功法，可专防治颈病。当前，各种的颈部导引法，如王子平祛病延年二十式、庄元明练功十八法基本上包括颈部前屈、后伸、左右伸及旋转等主动运动，与王氏首功相似。

第二节　近代国内、外对颈椎病的认识

对于颈椎病的认识在国外已有几百年历史，到了20世纪认识更加深入。

16世纪近代人体解剖学创始人、比利时医生Andreas Vesaliua(安德烈·维萨里)描述了椎间盘的解剖结构，虽然描述比较粗糙，然而为颈椎的病理解剖铺平了道路。

1817年英国医生James Parkinson(詹姆斯·帕金森)描述了颈椎神经受压病例，该患者颈肩部受到寒湿影响后，出现局部疼痛不适，上臂、前臂内缘和手指疼痛，呈持续性刺痛，夜间疼痛加重，并且把这种症状归为风湿病。这是近代对颈椎病症状表现的最早记载。

1858年德国解剖学教授Hubert Luschka(哈博特·卢施卡)曾指出，在C_3～C_7椎体后外侧缘各存在一类似滑膜关节的结构，称为椎体间外侧半关节，后人即将此钩椎关节命名为Luschka关节。

1891年德国物理学家Rontgen(伦琴)发现X射线，给颈椎外科带来巨大变化。

1911年贝利曾发现5例有局部神经根和脊髓长束受损害的患者，后经证实是继发椎间盘退行性变及变薄，并且发生了“颈椎增生性骨关节炎”，故命名为“颈椎增生性骨关节炎”。

1926年，法国医生Barre(巴利)推测，由于颈椎关节刺激颈部交感神经可引起眩晕、头痛、颈痛等症状群。1928年，巴利的学生刘永纯对颈交感神经受刺激引起的症状作了详细的叙述，故交感型颈椎病又称为巴-刘(Barre-Lieon)氏症状群。

1931年美国遗传学家George Beadle(乔治·比德尔)描述了脊柱某些畸形，椎间盘的正常或不正常解剖。

1937年法国神经病学专家Tinel(提内尔)指出，C_5脊神经内有交感神经纤维进入颈动脉丛并沿其分支分布于颈部和头部，C_6脊神经根有交感神经纤维进

入锁骨下丛和臂丛，C_7脊神经根有交感神经纤维进入心—主动脉丛。此为以后对颈椎病复杂症状的认识提供了神经解剖学方面的基础。

20 世纪 50 年代后，人们对颈椎病的定义和分型有了更加科学的解释。

20 世纪 60 年代 CT 出现，使脊柱外科影像学得到了一次飞跃性发展。

20 世纪 70 年代 MRI 在骨科的应用成为影像学又一次飞跃性发展。MRI 对脊柱外科显示出无比的优越性，对小到 1 毫米的各种椎管内组织均能很清晰地显示出来。

国内对颈椎间盘突出的认识和讨论开始于 20 世纪 60 年代初期，并在以后的几十年得到了较为迅速的认识和发展。

1961 年北京协和医院王维钧观察 20 例非手术治疗病例的疗效，并做了介绍。

1963 年王宝华介绍了后路手术切除硬膜治疗颈椎病的优点，并对颈椎间盘突出的分型提出了见解。

1965 年陈学仁等报道了颈椎寰枢脱位的 X 射线诊断依据，首次阐述了C_1、C_2的病理变化情况，他指出齿突向一侧偏歪或寰枢关节面不平行，应作为寰枢椎侧方半脱位的诊断依据。

1973 年广州某部队医院报道了 123 例颈神经综合征的中西医结合治疗经验，其中包括推拿、牵引及体疗等疗法。

1975 年北京医学院第三附属医院骨科首次对颈椎病编写出版专著，并总结了该院十余年诊治本病的经验体会，对于颈椎病的解剖、发病原理、临床分型、诊断治疗做了系统的研究，为推动国内颈椎病的诊治和研究工作起了重要作用。

1979 年李鸿儒等在《实用外科学》中说："颈椎病是由于颈椎间盘退行性变，颈椎骨质增生(包括椎间隙狭窄、骨质增生、椎间孔变小、椎间关节增生)所引起的一系列临床症状的综合征。"

1980 年潘之清等编著的《颈椎病》把椎间盘退化和颈椎先天性畸形作为内因。外因有急性颈椎外伤和长期从事低头工作的慢性损伤，认为青少年时期的颈椎外伤是中年后发生颈椎病的重要原因。

1981 年杨克勤等主编的《颈椎病》首次将寰枢椎脱位归属于颈椎病范畴，认为中西医结合治疗对本病有显著疗效。

1984 年 5 月，《中华外科杂志》编辑委员会和《中华骨科杂志》编辑委员会在桂林联合召开了"第一届颈椎病专题座谈会"，集中讨论了颈椎病的定义、解剖学基础、发病机理、患病率、分型、诊断标准、诊断检查法及其各种非手术和手术方法的适应症、治疗原则和评分。会议把颈椎病分型为颈型、神经根型、脊髓型、椎动脉型、交感神经型和其他型(如食道压迫型等),并一致认为颈椎病的治疗应以非手术疗法为主,手法、牵引、理疗、封闭、颈托、穴位注射、中药内服等方法对颈型、神经根型、交感型和椎动脉型的疗效较好,对脊髓型颈椎病早期也可以采用非手术疗法。

同年,王以慈等报道了颈性胸痛与颈性心律失常,指出心血管药对两者均无效,按颈椎病治疗后其症状及心电图可基本恢复。

1987年赵振荣报道了颈椎病手法治疗前后椎—基底动脉脑血流图变化的临床意义。治疗后临床症状减轻,血流图有不同程度的改善。

1988年赵定麟《颈椎伤病学》把颈椎病定义为:因颈椎间盘退变本身及其继发性改变刺激或压迫邻近组织,引起各种症状或体征者。

1990年马奎云等报道《颈椎性神经病100例临床分析》,提出了颈椎病发病年龄在提前,最小者仅7岁,强调应常规拍颈椎正、侧位和双斜位片,尤其对青少年要重视张口位和颅颈交界侧位片,以免漏、误诊。

1992年潘之清《实用脊柱病学》则把颈椎病定义为:颈椎的骨、关节、椎间盘及椎周软组织遭受损伤(不包括骨折、脱位)或退行性改变,在一定的诱因条件下,发生脊柱关节错位,椎间盘突出,韧带钙化或骨质增生,直接或间接对神经根、椎动静脉、脊髓或交感神经等产生刺激或压迫,引起的临床多种综合征。

同年10月,《中华外科杂志》编辑委员会和《解放军医学杂志》编辑委员会在青岛联合召开了"第二届颈椎病专题座谈会",集中讨论了颈椎病的定义、诊断原则、分型、手术治疗和非手术治疗、病情和疗效评价标准,将颈椎病确切定义为:"颈椎间盘组织退行性改变累及周围组织结构,并出现相应临床表现者为颈椎病,其英文名称为Cervicalspondylosis。"

1996年潘之清主编的《实用脊柱病学》为144万字巨著,图文并茂,内容系统详实,突出了中国传统治疗特色,又体现了国际先进水平,揭示了颈椎病是多病之源。特别是中老年人的心脑血管疾病的发生与发展,受到脊柱病的影响较大。其中脑血管病,主要是受到颈椎病的影响。

1998年王佐生、马奎云等报道了短暂性脑缺血发作(TIA)的影像学研究,发现颈内动脉系TIA患者脑梗死占38.0%,而椎—基底动脉系TIA发现脑梗死占16.7%,认为颈内动脉系的TIA病因主要是微栓子,而椎—基底动脉系的TIA病因主要是血管痉挛。

同年,孙孝先、马奎云等报道了《颈椎病引起感觉、运动障碍280例分析》,提出颈椎病引起肢体感觉异常或运动障碍常被误诊为多发性神经病、枕神经痛、雷诺病、运动神经元病及面偏侧萎缩症等,造成久治不愈或误判。而患病平均年龄为24.1岁,与传统多发于中老年人的颈椎病说法不同,并总结了3部5

处 11 点压痛点检查，对颈椎病的诊断有简便、高效的临床意义。

同年，张长江主编《脊柱相关疾病》。他们通过大量病例的总结及实验力学证实，70 多种疾病与脊柱力学平衡失衡有关，从力学原理对颈椎病的成因，发病机理进行论述，突破了颈椎病传统认识的范畴。

2001 年施杞《颈椎病与腰腿痛》定义颈椎病为：因颈部椎间盘、骨、关节及韧带退行性改变或因劳损、感受风寒湿邪（包括咽喉部感染）诱发加重退变，导致肌肉、韧带、神经、脊髓、血管遭受刺激或损害而产生的一系列临床症状和体征的综合征。

2002 年 9 月，《中国脊柱脊髓杂志》编辑委员会、上海长征医院、北医三院、山东省立医院在泰安市联合召开了"第三届颈椎病专题座谈会"，集中讨论了颈椎病的定义、分型、手术治疗方案等方面，认识到颈椎的生理退变过程，临床可分为三期：① 功能失常期：颈椎活动幅度增大或减少，易疲劳，影像学无特殊表现；② 退变失稳期：颈项痉挛、颈痛、头晕等神经症状，功能位照片有水平及角度位移；③ 增生稳定期：颈僵硬，可因增生压迫神经根、脊髓、血管等，出现相应症状，影像学有相应的增生、狭窄等表现。

2005 年马奎云、孙孝先等主编了《颈源性疾病诊断治疗学》，强调了头、颈部外伤是发病的主要原因。

第二章　颈椎病的生理解剖基础

第一节　颈部脊柱

脊柱是由 26 块或 33 块椎骨（颈椎 7 块、胸椎 12 块、腰椎 5 块、骶椎 1 块、尾椎 1 块）通过椎间盘连接起来形成的一个完整结构，是人体的重要支柱。脊柱有四个生理弯曲，分别是颈前、胸后、腰前、骶尾后，生理弯曲为脊柱的承重和缓冲震荡起到重要作用。脊柱周围有坚强的韧带相连，有很多肌肉附着，还参与构成胸、腹及盆腔壁，保护脊髓及神经根，也保护胸、腹和盆腔脏器。颈椎是脊柱椎骨中体积最小，但灵活性最大、活动频率最高、负重较大的节段。在结构上是人体各部中较为脆弱的部位，下部颈椎是脊柱活动度较大的部位，也是脊柱中最易受伤的部位，所以也是较早出现退行性改变的部位。

颈椎有 7 块椎骨组成，除第 1 颈椎和第 2 颈椎外，其他颈椎之间都有一个椎间盘，加上第 7 颈椎和第 1 胸椎之间的椎间盘，颈椎共有 6 个椎间盘。在胚胎期，颈部脊柱是呈后凸的，随着幼儿坐起、站立、行走后逐渐变为前凸。成人颈部脊柱从侧方观察呈轻度前弓。在临床影像学观察中发现一些青少年有生理曲度变直，而且引起临床症状，这应引起重视。

一、颈椎结构

颈椎由 7 块椎骨组成，除第 1 和第 2 颈椎外，其他椎体的形态大致相似。

1. 椎体

颈第 3～7 椎体呈圆柱形，横径比矢径宽，约是后者的 2 倍，椎体的后缘较前缘略高，下面在横径上凸隆，在矢状径上凹陷，见图 2.1。前缘圆，后缘扁平。这样椎体的上、下面均呈鞍状，使相邻椎体更加稳定。上面侧缘向上突起，称钩突。相邻椎骨的椎体钩突和椎体斜坡相对合，构成椎体侧方关节，称为钩椎关节，又称“Luschka 关节”，此为颈段脊柱所特有。钩突多呈半椭圆形，少数呈三角形、鞍形，退变的钩突可呈尖刺状、角块状、舌状或卷曲状。钩突所处的位置十分重要，前方为颈长肌，外侧为横突孔，孔内有椎动、静脉及包绕的交感神经丛，后外侧参与构成椎间孔的前壁，有颈神经根及根动脉通过；内侧为椎间盘，能防止椎间盘向外突出。上述各结构联合构成钩突、横突、关节突复合。钩椎关节限制椎体向侧方移动，从而增加了椎体间的稳定性，还能防止椎间盘向侧后方突出，但由于附近通过的都是颈部重要的血管、神经，一旦发生病变，如钩突增生、斜度过大、横突孔过小或关节突肥大向前突出，可引起血管、神经受压，若再有颈椎假性滑脱、后纵韧带钙化、椎间盘突出或黄韧带增生发生皱褶，就会加重症状。

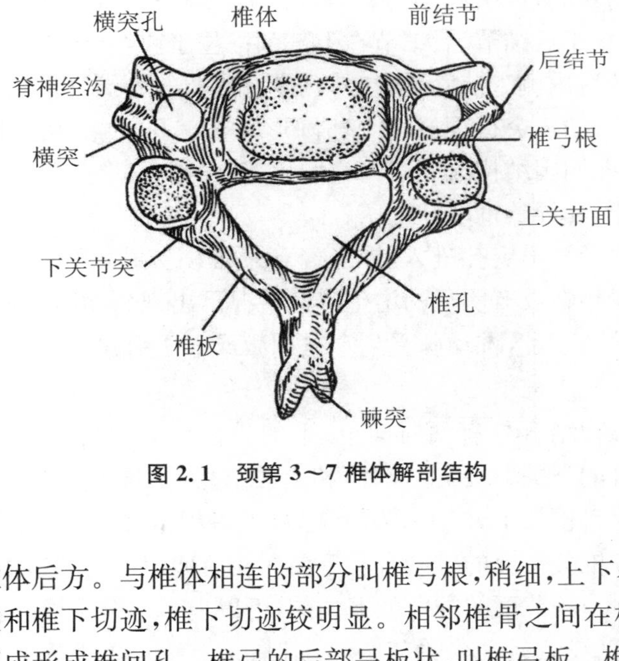

图 2.1　颈第 3～7 椎体解剖结构

2. 椎弓

椎弓在椎体后方。与椎体相连的部分叫椎弓根，稍细，上下各有一切迹，分别称椎上切迹和椎下切迹，椎下切迹较明显。相邻椎骨之间在椎弓根处的上、下切迹共同围成形成椎间孔。椎弓的后部呈板状，叫椎弓板。椎体和椎弓共同围成椎孔，各椎骨的椎孔连成贯穿脊柱的椎管以容纳保护脊髓，如椎板增厚或椎体后缘增生，或上下椎体螺旋式移位，可致椎孔变窄。

椎弓上有 7 个突：向后方伸出的一个叫棘突，在背部正中线可摸到；左右各有一个横突，棘突和横突都有韧带和肌肉附着；椎弓上下各有一对突起，叫上关节突和下关节突，相邻椎骨的上、下关节突相对，以关节面组成关节突关节。

3. 椎间孔

椎间孔为相邻椎体间的上下切迹构成的骨性管道，其前内侧壁为钩突的后面，椎间盘、椎体的下部，后外壁为椎间关节的内侧部和关节突，颈椎间孔有颈神经根通过，还有血管、淋巴管、脂肪。当小关节错位，椎间盘突出、退行性改变，椎间关节及钩椎关节骨质增生，颈椎间孔狭窄、变形，使神经根受刺激而发生水肿、变性等引起神经根型颈椎病。因神经根由上一椎骨穿出后，在椎动脉后方斜行交叉通过，故椎间孔变形也会造成椎动脉血流障碍。

4. 横突

颈椎的横突短而宽，较小，发自椎体和椎弓根的侧方。横突上面有一深沟，称为脊神经沟，有颈神经跨越颈 7 的横突较粗大，其后结节大而粗，前结节却小而不显，颈 7 横突孔一般较小，只有椎静脉通过。横突有前后 2 根，向外终止于前、后结节，前根自椎体侧面发出，相当于横突孔前方部分，向外终止于前结节，即肋突，横突的前根和前结节是肋骨退化的遗迹，在下部颈椎，特别是颈 7 椎体可变肥大而成为颈肋，可引起颈肋综合征。后根为真正的横突，自关节突的前部发出，向外终止于后结节，后结节在上部颈椎位于前结节的后外侧，在下部颈椎位于前结节的后内侧。前、后根在外侧借一弯曲的肋横突板相连，由椎弓根、横突前根和后根、肋横突板围成一个卵圆形的横突孔，横突孔的横径与椎动脉外径相关，横突孔周围结构改变如钩突增生、孔内骨刺、上关节突增生等均可造成横突孔的变小，易导致椎动脉受压。

椎动脉多由颈 6 横突孔进入，向上经各颈椎横突孔，再经寰椎后弓的椎动脉沟入颅。青少年在没有明显的增生退变情况下出现颈动脉供血不足症状者，多由于颈椎小关节紊乱，椎动脉受到牵拉刺激或卡压引起。

5. 关节突

椎弓根和椎板结合处有两对向上、下的骨性突起称为上关节突和下关节突。相邻两椎骨的下关节突(上椎骨)和上关节突(下椎骨)联合构成关节突关节。下关节突起自椎板下方，上关节突起自椎弓根上方，上下关节突之间的部分称为峡部。颈椎关节突的排列有利于前屈和后伸运动。关节面平滑，呈卵圆形，覆有关节软骨，关节面的方向朝下朝前，可以在下一个颈椎的关节突上向前滑动，有利于颈部灵活运动。关节突移位，临床上称小关节紊乱，斜位 X 线片显示椎间孔变形。

6. 棘突

棘突位于椎弓的正中后方，一般呈分叉状，微斜向下方，为肌肉、韧带的附着处。枢椎的棘突最大，颈 7 的棘突在整个颈椎中最长，突出于皮下呈隆起状，常作为体表定位的标志。由于棘突末端两侧发育常不对称，在判断椎体是否移位时当多种检查配合。

7. 椎管

由椎体和椎弓围成的孔称为椎孔，各椎骨的椎孔叠加而为椎管。椎孔有 4

个侧壁，前壁为椎体后面、椎间盘后缘和后纵韧带，侧壁为左右椎弓根、椎间孔，后壁为椎板、黄韧带、关节突关节。椎管内有脊髓及其被膜，在管壁与被膜之间有丰富的脂肪组织和静脉丛。颈部椎管较宽，略呈三角形，以适应颈膨大。成人颈部椎管横径约 2.5 厘米，矢状径约 1.5 厘米。椎管外侧靠近椎弓根的空间，前方为椎体后外侧缘，后方为关节突，外侧为椎弓根，内侧为硬膜囊的区域通常称作侧隐窝。侧隐窝内有神经根和静脉丛通过，侧隐窝过于狭窄，可挤压神经根。

8. 特殊颈椎

(1) 寰椎

第 1 颈椎由于呈不规则的环状结构特点，又名寰椎，见图 2.2，位于脊柱的最上端，上与枕骨相连。寰椎由前弓、后弓及两侧侧块构成，无椎体和关节突，棘突仅留遗迹。前弓的前面稍凸隆，中央有小结节，称为前结节，是两侧颈长肌和前纵韧带的附着处；后面凹陷，中部有圆形或卵圆形的关节凹，称为齿突关节面。侧块位于两侧，连接两弓，其上面各有一椭圆形的关节面，叫上关节凹，与枕骨髁相关节构成寰枕关节；其下面有圆形关节面与枢椎上关节面相关节。侧块的内面凸隆，在其前部有圆形结节，为寰椎横韧带的附着处。后弓较长，为连接两侧块后面的弓状板，后面中部有粗糙的隆起，突向后上方，称为后结节，有防止头过度后伸的功能，也是两侧头后小直肌和项韧带的附着处。后弓上面正好在上关节凹的后方处，各有一横行的椎动脉沟，沟内有椎动脉和第 1 颈脊神经通过。

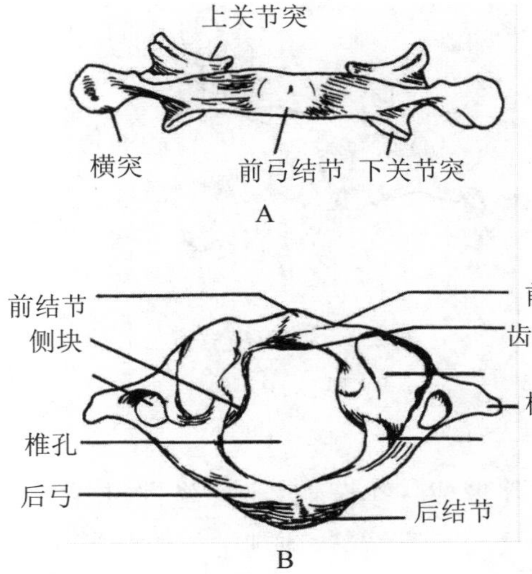

图 2.2　寰椎(横放)

A 前面　　B 上面

（2）枢椎

第2颈椎又称枢椎。枢椎椎体下部与一般颈椎相似，但其上有指状突起，称为齿突，见图2.3。齿突尖，是齿尖韧带的附着部，其两侧有翼状韧带附着。齿突的后方，有寰椎横韧带，肥厚且坚韧；自其中部，向上下各发出一条纵行纤维束，向上附着于枕骨大孔前缘，向下与枢椎椎体的后面相连。齿突根部较狭窄，易因暴力发生骨折。齿突的侧方，两侧各有稍隆凸的粗大骨块，上有关节软骨，面向上偏后外，与寰椎下关节面构成寰枢关节。颈2神经位于关节的后方椎间孔内，寰枢关节面过大，其边缘向外伸出，将横突孔上口内侧的一部分遮掩，可使其中通过的椎动脉发生扭曲，在头向一侧过度旋转或枢椎发生移位时，会加重椎动脉的压迫。枢椎椎弓根短而粗，其后部下方有下关节面，与下位椎骨上关节面构成关节，横突短小，朝下，末端不分叉，只有后结节，棘突有较多的肌肉附着，长且粗大，在上部颈椎隆突。皮下能明显触及，是临床确定椎骨序数的重要标志。

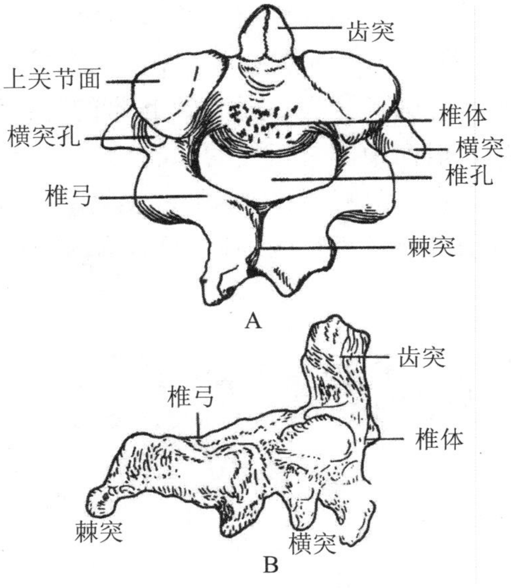

图2.3　枢椎(横放)

A上面　　B侧面

（3）隆椎

第7颈椎在皮下往往形成一个隆起，又称隆椎，见图2.4。其棘突长而粗大，近似水平，末端不分叉而有小结节，项韧带就附着其上。形态、大小与胸椎相似，横突粗大，横突孔变异较多，或仅有小静脉通过。

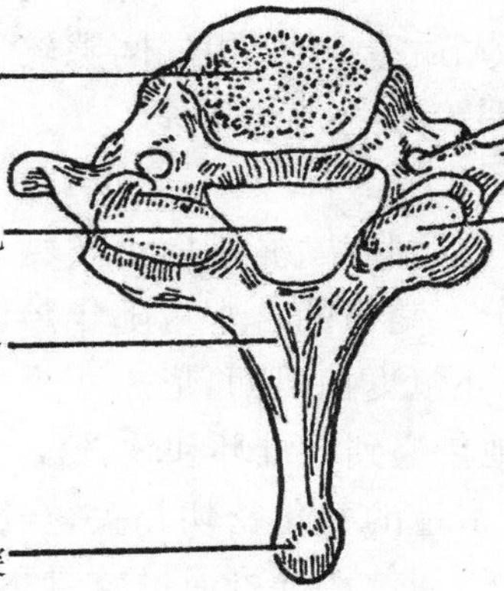

图 2.4　隆椎(上面)

二、颈椎的连结

颈部椎骨之间通过椎间盘、关节和韧带连接起来。

1. 椎间盘

椎间盘是由上下的椎板、四周致密的纤维环和中间柔软而有弹性的髓核组成,见图 2.5。

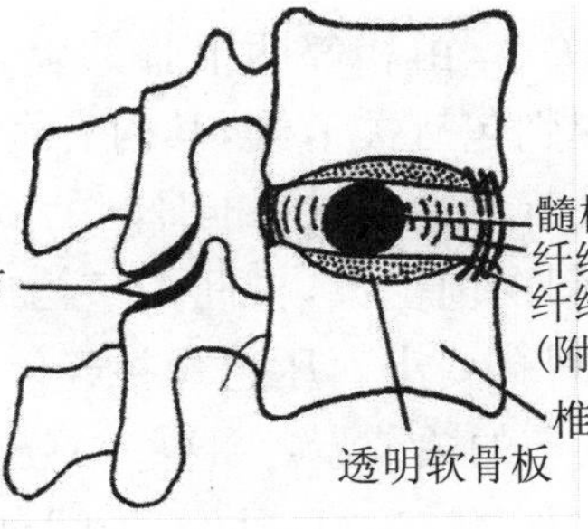

图 2.5　椎间盘

(1) 椎板

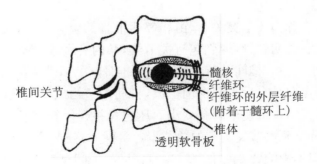

椎板上覆盖有一层透明软骨,故又称软骨板。椎板是椎间盘的上下界,周围与纤维围成一个密闭空间,髓核充填于内。成人髓核的代谢和交换主要取决于软骨板的通透性。椎体内的水分和营养物质,可通过软骨板到达髓核,髓核的水分也可透过软骨板到达椎体。随着年龄的增长,软骨板渗透性降低,退行性变化就会开始了。

(2) 纤维环

为连接上、下软骨板呈同心圆排列的纤维组织。纤维环由纤维软骨构成,相邻的板层中纤维呈相反的斜度交叉排列，这样的排列和走向，可以限制扭转运动和缓冲震荡。纤维环前宽后窄，前部板层间隙较后部大，故髓核多偏于椎间盘后部。这样，纤维环后部较薄，承受力较弱，外伤时髓核易向后方突出。

（3）髓核

髓核是富有弹性的半液体的胶状物，基质由类黏蛋白组成，内含有软骨细胞、纤维母细胞和充足的水分。髓核的含水量随年龄增长而下降，在一天中亦有变化。髓核被椎板和纤维环包裹在里面，形成一个水囊，由于髓核的流动性特征，可将所受的压力均匀地传递到纤维环和软骨板，以调节椎间盘内的压力。椎间盘的弹性和张力与其含水量的变化密切相关，当含水量减少时，其弹性和张力均减退，椎间盘在受压状态时，水分可通过软骨板外渗，含水量减少，压力解除后，水又进入椎间盘内使体积增大，弹力和张力增加。牵引治疗时，椎间盘被牵伸，内部压力减小甚至产生负压，水进入增多后，含水量增加，体积增大，弹性和张力增高，有利于退变的椎间盘修复。椎间盘退变使椎间盘的高度变小，致使相邻椎间关节、钩椎关节发生紊乱而致骨质增生，椎体的稳定性下降，椎体间的牵拉增大，椎体后缘可发生骨嵴，引起神经、血管、脊髓受压而形成颈椎病。

2. 关节

颈椎的关节较多，同时还有特殊的关节连接。

（1）椎间关节

椎间关节又称为关节突关节，由相邻两椎骨的上、下关节突构成。椎间关节之关节面覆有透明软骨，周围包有关节囊，其内有滑膜，较为松弛，关节面较平，角度接近水平位。椎间关节主要是限制椎骨间的活动范围、控制活动方向，侧面观关节的走向是自后下斜向前上方，椎间关节构成椎间孔的后壁，前邻神经根、椎动脉，其增生可使椎间孔变小而压迫颈神经。脊神经后支支配椎间关节，后支有小分支到关节突关节的关节囊，当这些小分支受压或受到牵拉，可引起颈肩背痛，但不影响臂、手的症状，这可帮助与椎间盘病变的神经根型和脊髓型相鉴别。

（2）钩椎关节

又称“Luschka 关节”，是颈段脊柱所特有。钩椎关节由颈椎体侧后方的钩突与上一椎体下面的侧方斜坡构成，其能增加椎体间关节的稳定性。钩椎关节有许多重要毗邻结构，其后部邻近骨髓，后外侧有椎间孔，邻接颈神经根，外侧为椎动、静脉和椎动脉表面的交感神经丛，后面有窦椎神经和椎体小动脉，当钩椎关节骨质增生可刺激或压迫神经或动脉而引起相应症状。

（3）寰枕关节

由寰椎侧块上关节面与枕髁构成，呈椭圆形，关节囊松弛，上方起自枕髁的周围，向下止于寰椎上关节面的边缘，关节的前面为寰枕前膜，连接枕骨大孔前缘与寰椎前弓上缘之间，后面有寰枕后膜，连结于枕骨大孔后缘与寰椎后弓上缘之间，与寰椎后弓的椎动脉沟之间，围成管状，椎动脉和枕下神经从其内通过，此处病变易出现椎—基底动脉缺血之头晕和枕神经压迫的头痛症状。外侧有寰枕外侧韧带。寰枕关节有相互垂直的2个运动轴，其额状轴可做头的屈伸运动，矢状轴可做头的侧屈运动。

(4) 寰枢关节

寰枢关节包括两侧的寰枢外侧关节和中央的寰枢正中关节即寰齿前、后关节，为复合关节，见图2.6。寰枢外侧关节由寰椎的下关节面与枢椎的上关节面构成，寰齿前关节为齿突的前关节面与寰椎的齿突关节面构成，寰齿后关节由齿突的后关节面与寰横韧带构成，关节囊均较松弛。寰枢关节主要做旋转运动，也可做轻微的俯仰、侧屈运动。

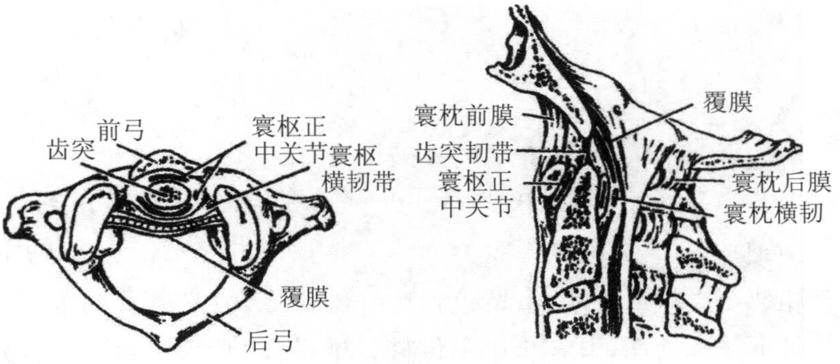

A　　　　B

图2.6　寰枢关节

A 寰枢关节上面　　B 寰枢、寰枕关节侧面

3. 韧带

颈部韧带较多，起到重要的支持和约束功能，其位置及附着点见图2.7。

(1) 前纵韧带

位于椎体的前面，上起枕骨底部和寰椎前结节，下至骶骨上半部，是人体内最长的韧带，厚而宽且较坚韧。韧带在各部的宽窄厚薄有所不同，胸椎段较窄而略厚，而颈、腰段则宽而略薄。前纵韧带由三层纵行纤维构成，浅层纤维跨越3～5个椎体，中层跨越2～3个椎体，深层纤维跨越椎间盘，将上、下椎体缘和椎间盘紧密连结在一起，前纵韧带与椎体和椎间盘前缘紧密相连，起到很强的固定作用。

（2）后纵韧带

位于椎体后方，为椎管的前壁，上起枢椎，下达骶骨，较细长，其坚韧性较前纵韧带为弱。后纵韧带有两层纵形纤维组成，浅层为覆膜的延续，纤维可跨越3～4个椎体，深层呈齿状，连结2个椎体，附于椎体、椎间盘，防止其内容物向后突出。后纵韧带在颈部较宽，其中部较厚而坚韧，但侧部较薄弱，故颈椎间盘突出亦多在后外侧。

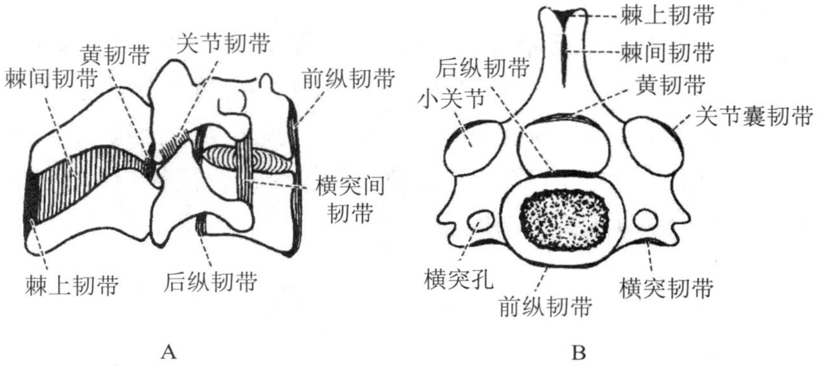

图 2.7　韧带及附着部位

A 侧面观　　B 横断面观

（3）弓间韧带

位于相邻2个椎弓之间，由黄色弹性纤维构成，故又称黄韧带。上方起自上位椎弓板下缘和前面，下方止于下位椎骨椎弓板的上缘和其后面，充填于椎板之间。黄韧带的侧缘部较薄，与椎间关节的关节囊相融合。黄韧带的主要作用是限制颈椎过度前屈及参与维持颈椎的正常对位。黄韧带有一定弹性，在颈部屈伸时不变形，不出现皱襞，当发生变形、纤维化和增厚时，弹性减退，脊柱后伸时产生的皱褶凸入椎管内，压迫脊髓引起症状。

（4）棘上韧带

上起颈7棘突尖部，下至骶中嵴，全程与胸、腰椎棘上和棘间韧带紧密融合。棘上韧带细而坚韧，颈部不发达，主要见于下段脊柱。棘上韧带的纤维分三层，浅层可跨越3～4个棘突，中层跨越2～3个，深层仅连结相邻的两个棘突，棘上韧带向上移行于项韧带。

（5）棘间韧带

位相邻两棘突间，前方与黄韧带相融合，后方移行于棘上韧带或项韧带，作用是限制颈部过度前屈。

(6) 横突间韧带

位于相邻两椎骨横突之间，在颈部通常称为横突间肌，对颈脊柱的左右运动起到稳定性作用。

(7) 项韧带

为三角形弹力纤维膜，呈底向上、尖向下，底附着于枕外嵴和枕外隆凸，前缘附着寰椎后结节和颈 2～7 棘突尖，后缘游离而肥厚，斜方肌附着其上，成为两侧项肌的纤维隔。项韧带由弹性纤维组成，较其他段棘上韧带宽大而坚韧，防止颈椎过度前屈。项韧带长期受牵拉可出现慢性劳损而骨化，引起颈部僵硬酸痛等症。

第二节　颈 部 肌 肉

颈部肌肉在头与躯干的联系上起到重要作用。颈部常被分为前部的颈部和后部的项部两部分。斜方肌前缘前方的部分称为颈部，前缘之后部分称为项部，故颈前部的肌肉称为颈部肌肉，颈后部肌肉称为项部肌肉。为保持平衡并控制全身的姿势，颈部肌肉必须有一部分经常处于较紧张状态，而另一部分处于较松弛状态。不良姿势能影响颈部肌肉紧张与松弛的正常平衡而出现不协调牵拉，长期则可引起慢性损伤。颈部的肌肉按功能不同可分为控制头颈运动并保持其稳定性的肌群；悬吊上肢并与其运动有关的肌群；悬吊胸壁并与其运动有关的肌群。现分述如下。

一、颈后肌群

1. 浅层

浅层肌群主要有斜方肌、肩胛提肌、菱形肌和背阔肌，见图 2.8。

(1) 斜方肌

斜方肌位于上背及中背的表层肌肉，根据其肌纤维走向分成上、中、下三部分。起自上项线、枕外隆突、项韧带和全部胸椎棘突，肌纤维向外侧集中，止于锁骨的外侧 1/3、肩峰和肩胛冈。肩胛骨固定时，一侧肌收缩使颈向同侧屈，面转向对侧；两侧肌同时收缩时，可使头后仰。近固定时，上部纤维收敛使肩胛骨上提、上回旋、后缩；中部纤维收缩，使肩胛骨后缩、上回旋；下部纤维收缩，使肩胛骨下降、上回旋。斜方肌受副神经和颈 3～4 神经前支支配，神经根型颈椎病可致斜方肌痉挛疼痛。

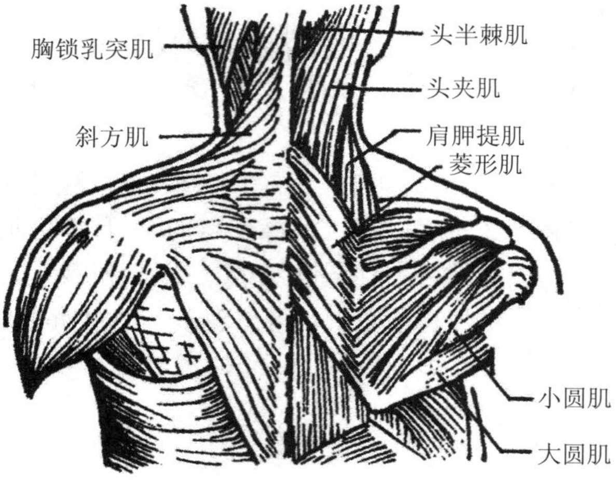

图 2.8 颈后肌群(浅层)

(2) 肩胛提肌

肩胛提肌位于颈项两侧,起自上 4 块颈椎的横突,肌纤维斜向后下稍外方,止于肩胛骨上角和肩胛骨脊柱缘的上部。肌肉向上部位于胸锁乳突肌深侧,下部位于斜方肌的深面,为一对带状长肌。近固定时,使肩胛骨上提和下回旋。远固定时,一侧收缩,使头向同侧屈和轻度回旋;两侧收缩,使颈伸。该肌受肩胛脊神经颈 2～5 支配,神经根型颈椎病肩胛骨内上角多有疼痛或压痛。

(3) 菱形肌

菱形肌位于斜方肌的中部深层,脊柱与肩胛骨之间。起于颈 6～7 棘突和胸 1～4 棘突,向外下方止于肩胛冈以下肩胛骨内侧缘。近固定时,使肩胛骨上提、后缩和下回旋。远固定时,两侧收缩,使脊柱胸段伸。受肩胛脊神经颈 4～6 神经支配。颈椎病时,神经受到压迫或刺激时,引起菱形肌痉挛。

(4) 背阔肌

背阔肌是位于胸背区下部和腰区浅层较宽大的扁肌。起于 7～12 胸肋棘突、胸腰筋膜、髂嵴和下 3～4 肋,止于肱骨小结节嵴。该肌收缩可使上肢后伸、内旋和内收。上肢固定时,可提躯干向上。该肌受颈 6 至胸 8 脊神经支配。

2. 中层

中层肌肉较少,有 2 块小肌;分别是上后和下后锯肌。起于颈胸、胸腰交界部的椎骨棘突,止于上位和下位肋骨。此二肌受肋间神经支配。

3. 深层

(1) 夹肌

夹肌包括头夹肌和颈夹肌。头夹肌和颈夹肌都起于项韧带下部、颈 7 棘突、上部胸椎棘突和棘上韧带，肌纤维向外上，头夹肌止于乳突后缘、上项线；颈夹肌止于颈 2～3 椎体横突后结节。夹肌单侧收缩，头转向同侧，双侧收缩，使头后仰，受颈 2～5 神经后支外侧支支配。

（2）竖脊肌

竖脊肌又称骶棘肌，为一纵长肌群。颈部竖脊肌包括颈项髂肋肌、头最长肌、颈最长肌、颈棘肌。颈项髂肋肌起于上 6 个肋骨角的下缘，止于颈 4～6 椎体横突后结节。头最长肌起于上位 4～5 个胸椎横突，3～4 个下位颈椎关节突，止于乳突后缘。颈最长肌起自上位 4～5 个胸椎横突，止于颈 2～6 椎体横突后结节。颈棘肌起于项韧带下部，止于枢椎棘突。躯干固定颈部竖脊肌收缩，可使颈后伸、仰头。该肌受颈 3～4 神经及胸神经支配。

（3）半棘肌

半棘肌颈半棘肌包括头半棘肌、项半棘肌。头半棘肌起于上位胸椎横突、下位颈椎关节突，向上止于枕骨上、下项线间骨面。项半棘肌起于上位胸椎横突尖，止于上位颈突棘突尖。颈半棘肌单侧收缩，使头转向对侧，双侧收缩，使头后仰。该肌受脊神经后支支配。

（4）回旋肌

回旋肌分布于腰、胸和颈段，有 20 对，以腰部最发达。起自下位椎骨横突根部和关节突，止于上位椎骨棘突根部及部分椎板。单侧收缩，对椎骨有回旋作用，双侧收缩有伸脊柱作用。

（5）多裂肌

多裂肌位于骶骨到颈 2 椎之间，较短，在腰部和项部比较发达。颈多裂肌起于颈 4～7 椎关节突，内上跨越 1～4 个椎骨，止于除寰椎外的全部椎骨的棘突，单侧收缩，有回旋作用，双侧收缩，有伸脊柱作用。该肌由颈 3～5 脊神经后支支配。

（6）椎枕肌群

椎枕肌群包括 4 对短小而发育良好的肌肉，分别是头后大直肌、头后小直肌、头上斜肌、头下斜肌。头后大直肌起于枢椎棘突，斜向外上，止于枕骨下项线的外侧部。头后小直肌起于寰椎后结节，向上止于枕骨下项线下骨面的外侧。该肌群由枕下神经颈 1～2 支配。

（7）横突间肌

横突间肌位于相邻两椎骨横突间，其又可称横突间韧带，颈部较发达。该肌收缩使脊柱侧屈，受脊神经后支支配。

（8）棘突间肌

棘突间肌位于相邻两椎骨棘突间，在项部发育最好。在项部起，止于上、下相邻棘突的分叉部、项韧带两侧，其收缩时协助伸直颈及脊柱，受颈神经后支支配。

二、颈前肌群

颈前肌群的肌肉数量少，较小，位于颈段脊柱的前面，包括颈长肌、头长肌、头前直肌、头侧直肌，见图2.9。

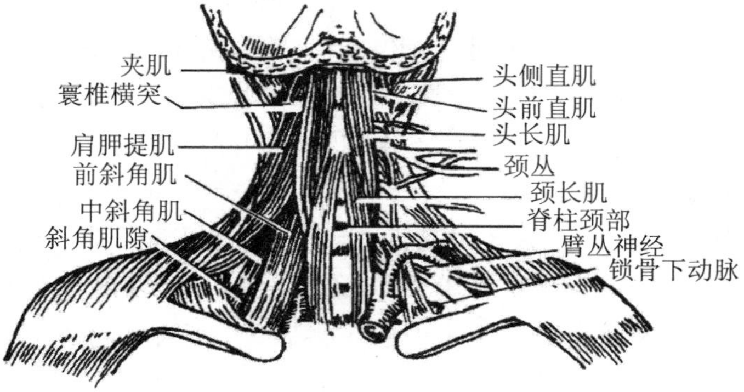

图2.9 颈前肌群

1. 颈长肌

颈长肌位于颈椎和上3个胸椎前面，分为下内侧和上外侧两部。下内侧部起自胸10至颈5椎体，止于颈5～7椎体横突前结节和颈2～4椎体。上外侧部起于颈3～6椎体横突前结节，止于寰椎前结节。该肌单侧收缩，使颈前侧屈，双侧收缩使颈前屈，受颈3～8神经前支支配。

2. 头长肌

头长肌位于颈长肌上方，起于颈3～6椎体横突的前结节，斜向内上方，止于枕骨基底部的下面。该肌单侧收缩，使头侧屈，双侧收缩，使头前屈，受颈1～6神经支配。

3. 头前直肌和头侧直肌

头前直肌和头侧直肌位于头长肌外侧，是寰椎和枕骨间的小肌，由内至外分别是头前直肌、头侧直肌。

三、颈外侧肌群

颈外侧肌群包括胸锁乳突肌(图2.10)和斜角肌。

1. 胸锁乳突肌

胸锁乳突肌位于颈两侧皮下，为颈部重要的标志。该肌的起点有两个头，胸骨头以短腱起自胸骨柄上缘的前面，锁骨头则起于锁骨的胸骨端，肌纤维斜向外上方，止于乳突外侧面及上项线的外侧部。此肌单侧收缩，使头歪向同侧，面转向对侧，双侧收缩，使头后仰，由副神经、颈 2～3 神经前支支配。

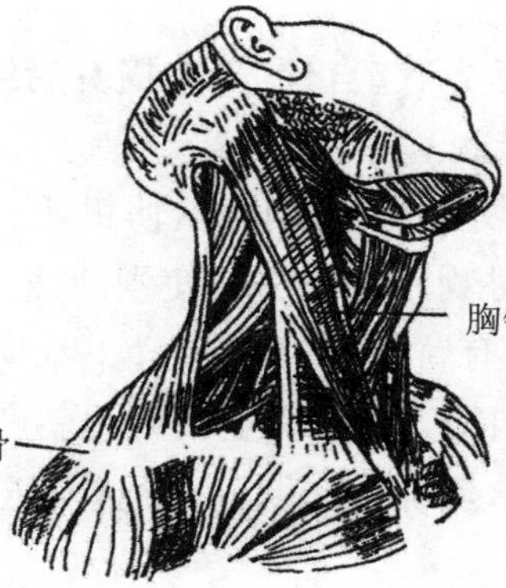

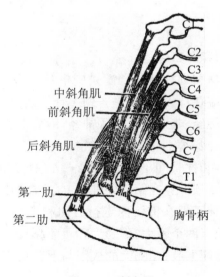

图 2.10　胸锁乳突肌

2. 斜角肌

斜角肌分为前、中、后斜角肌，见图 2.11。

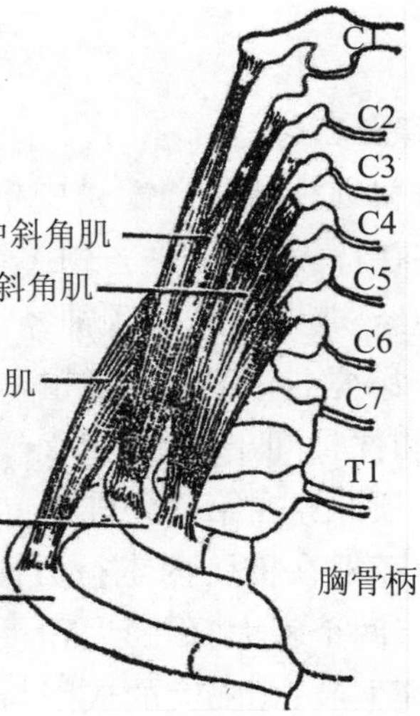

图 2.11　斜角肌

（1）前斜角肌

前斜角肌位于胸锁乳突肌的深面，起自颈 3～6 横突前结节，斜向下外，止于第一肋骨的斜角肌结节，由颈 5～8 脊神经前支支配。

(2) 中斜角肌

中斜角肌位于前斜角肌后方,起自颈2～6椎横突后结节,纤维向下方,止于第1肋上面锁骨下动脉沟后方的骨面,由颈2～8脊神经前支支配。

(3) 后斜角肌

后斜角肌位于中斜角肌后方,起自颈5～7横突后结节,向外下止于第2肋骨外侧面,由颈5～6脊神经支配。

颈椎固定时,3组斜角肌收缩可上提肋骨,协助吸气。肋骨固定时,单侧收缩,使颈屈向同侧,并微转向对侧,双侧收缩,使颈前屈。前、中斜角肌与第1肋骨之间的间隙为斜角肌间隙,有臂丛神经和锁骨下动脉通过,前斜角肌因损伤而痉挛时,可压迫神经和动脉而产生相应症状。因斜角肌受颈2～8脊神经支配,颈椎病变时可使该肌受累,局部压痛明显,臂丛受压产生斜角肌综合征。

第三节　颈部神经

一、颈部脊髓

1. 颈部脊髓的位置和形态

脊髓位于椎管内,呈扁圆柱状。脊髓是中枢神经系统组成部分,是脑干向下延伸的部分,脊髓上端在枕大孔处,平齐颈1脊神经根,与延髓相续。脊髓自上而下共发出31对脊神经,其中有8对颈神经,借前根和后根与脊髓相连。前根属于运动性,后根属于感觉性,较前根略粗,二者在椎间孔处汇合而成脊神经。第1颈神经在寰椎和枕骨间出椎管,第2～7颈神经都在同序数颈椎上方的椎间孔穿出椎管,第8颈神经在第7颈椎下方的椎间孔穿出。由于脊髓短而椎管长,所以各节段脊神经根在椎管内走行方向和长短不同。颈神经根较短,行程近水平。脊髓全长有两个膨大:颈膨大和腰骶膨大。颈膨大自第4颈节至第1胸节,发出臂丛,支配上肢;颈膨大的成因与上肢功能发达有关。

2. 脊髓的被膜

脊髓有三层被膜,自外向内,依次为硬脊膜、蛛网膜和软脊膜。

(1) 硬脊膜

硬脊膜由致密结缔组织构成,呈囊状包裹着脊髓,上端附着于枕骨大孔边缘,与硬脑膜延续。硬脊膜只有一层,可分为脊髓硬膜和根硬膜,在二者交界处硬膜稍增厚,形成一个环状狭窄,称硬膜颈环。在椎间孔附近的根硬膜较薄,根硬膜向外延续为脊神经干的神经外膜。硬脊膜与椎管内面的骨膜之间有硬膜外隙，内有疏松结缔组织、脂肪、淋巴管和静脉丛。由于硬脊膜在枕骨大孔边缘与骨膜紧贴，因而椎管的硬膜外隙与颅的硬膜外隙互不相通。椎管的硬膜外隙又可分为前、后、两侧共四个间隙，前间隙位于椎体和后纵韧带之后前根附着处，硬膜的前方，前间隙甚为狭窄。后间隙位于后根硬膜以后与椎弓骨膜和黄韧带之间，颈段后间隙狭窄。侧间隙又称根间隙，成对，居前、后根硬膜与椎管之间。硬膜外隙充有疏松结缔组织、脂肪、淋巴管及静脉丛等，略呈负压，有脊神经通过。

（2）软脊膜

软脊膜是一层薄而柔软，且富含血管、神经分布的被膜，与脊髓表面紧密相贴。在前正中裂和后正中沟处有纤维素或膜与脊髓相连，分别称为软脊膜前纤维索和后纤维隔。在脊神经前、后根之间形成一对锯齿状结构，称为齿状韧带，韧带突起的尖端向外跨越蛛网膜下隙，顶着蛛网膜附着于硬脊膜的内面。齿状韧带几乎占脊髓全长，具有固定脊髓、防止震荡和突然移位的作用。

（3）蛛网膜

蛛网膜由很薄的结缔组织构成，位于硬膜和软膜之间，为脊髓被覆的半透明薄膜，缺乏血管和神经。在硬脑膜深部，其间有潜在性腔隙为硬膜下腔。腔内含有少量液体。蛛网膜与软膜之间有较宽的蛛网膜下隙，蛛网膜下隙内充满脑脊液。脊髓蛛网膜在枕大孔周围与脑蛛网膜直接连接，脊髓蛛网膜下隙与脑蛛网膜下隙相通。蛛网膜下腔扩展并加深，成为蛛网膜下池。其中最大的是小脑延髓池，它通过正中孔和前侧孔与第四脑室相通。

3. 脊髓的内部构成

脊髓的内部形态中包括脊髓灰质、白质和中央管以及分布于灰质和白质内的核团，见图 2.12。

（1）脊髓灰质

脊髓灰质位于脊髓的中央，横切面上呈“H”形，全长呈立柱状。主要由神经细胞核团、神经胶质细胞和毛细血管形成的致密结构组成。在灰质中间部为横行的灰质连合，位于中央管的前后部分，分别称为灰质前连合和灰质后连合，灰质的两侧部向前、后延伸成为前角和后角（前柱和后柱），前、后角间的灰质为中间带。

（2）脊髓白质

脊髓白质位于灰质周围，主要由神经纤维和神经胶质网构成。白质内的纤维粗细不一，多数为有髓纤维，反光，故呈白色。白质内含有联系脊髓内部的固有束及联系脑的上、下行纤维束。白质借脊髓的纵沟分为 3 个索：前正中裂与前外侧沟之间为前索；前、后外侧沟之间为外侧索；后外侧沟与后正中沟之间为后索。在灰质前连合的前方有横行纤维为白质前连合。白质内还有起支撑作用的胶质细胞。颈髓内的网状结构最明显，结构主要由灰白质相互混杂交织而成。

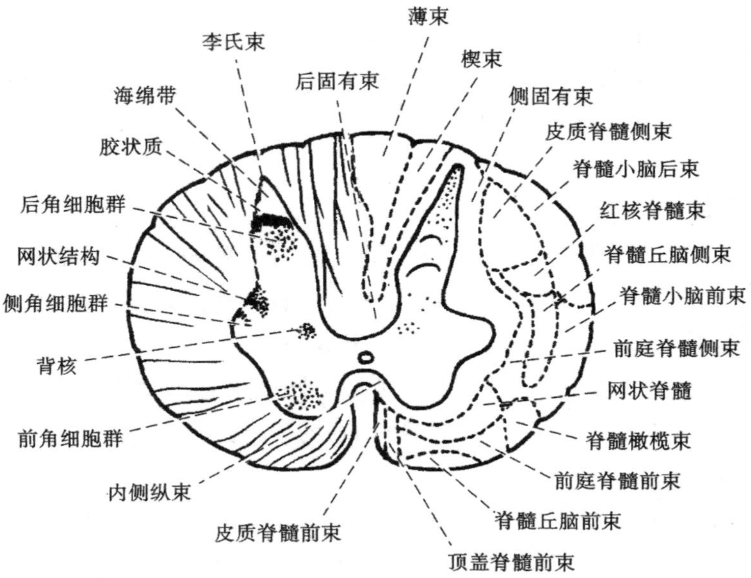

图 2.12　颈脊髓的内部结构

（3）中央管

中央管位于脊髓灰质连合的中央，为细长的管道，纵贯脊髓全长，内含脑脊液，管壁衬以室管膜上皮，脊髓中央管上续第四脑室，下至脊髓圆锥内扩大成梭形膨大的盲管，称为终室。40 岁以上的人中央管常闭塞。

（4）脊髓核团

脊髓是柱状结构，其内部的核团细胞也是呈柱状分布，故又称细胞柱。通常把脊髓灰质分为后角、前角和侧角，所含的神经元分别具有感觉、运动和自主神经功能。脊髓灰质内的神经元不是分群存在，而是分层存在，从而把灰质从后到前分为 10 层：Ⅰ～Ⅳ层是脊髓背外部感觉接受区，也是上行传导束的始区；Ⅴ～Ⅵ层主要接受本体感觉的传入，对运动的精细调节起重要作用；Ⅶ层与中脑、小脑有联系，是调节姿势和运动的反射中枢，亦参与内脏的反射活动；Ⅷ层主要是联络同侧和对侧脊髓的活动与调节两侧前角运动神经元的活动；Ⅸ层是脊髓的主要运动区，是躯体随意运动的低级中枢：中央管则为第Ⅹ层。

① 后角：后角内的核团较多，自后向前有后角边缘核、胶状质、后角固有核。网状核、背核或胸核及后角连合核，角内的神经元属感觉性，接受后根传入

脊髓的各种感觉纤维。相当于板层的Ⅰ～Ⅳ层及Ⅴ～Ⅵ层。

② 侧角和中间带：包括中间内侧核、中间外侧核，相当于Ⅶ层。中间内侧核位于中央管的外侧，占据脊髓全长，其轴突组成脊髓小脑前束。此核接受内脏传入纤维，并传递到内脏运动神经元。中间外侧核在中间带外侧的尖端，上起 C_8 髓节，下至 L_3 髓节，属交感神经节前神经元，其轴突经前根、白交通支终止于交感神经节，节后纤维支配内脏器官运动、汗腺分泌、血管运动和神经营养功能。其中，C_8～T_1 髓节的交感神经元称睫状脊髓中枢，从此处发出的纤维经前根至颈交感神经节，大部分节后纤维组成颈内动脉周围交感神经丛，支配眼部上睑板肌、瞳孔开大肌和眼眶肌，损伤时可出现 Horinier 征。

③ 前角：前角内有成群排列的大型前角运动细胞，也有许多小型细胞混杂，相当于板层的Ⅷ层与Ⅸ层。前角运动细胞分为大型的 α 运动神经元、中型的 γ 运动神经元和小型的中间神经元(Renshaw 细胞)。α 运动神经元在颈和腰骶膨大处最发达，在胸髓则较少。其发出的纤维支配跨关节的梭外骨骼肌纤维，引起关节运动。γ 运动神经元在 α 运动神经元之间，支配梭内骨骼肌纤维，其作用与肌张力调节有关。

(5) 脊髓传导纤维束

脊髓白质主要由许多纤维束组成，分为长的上、下行纤维束和短的固有束。上行纤维束将不同的感觉信息上传到脑；下行纤维束将脑的指令冲动传到脊髓；固有束紧靠脊髓灰质分布，完成脊髓节段内和节段间反射活动。

① 上行传导束：是脊神经中传导感觉的纤维，经后根进入脊髓后，分为外侧和内侧两部分。内侧部为 A 类纤维，纤维粗，升支组成薄束、楔束，降支进入脊髓灰质，主要传导深部感觉和精细触觉；外侧部为 B 类和 C 类纤维，纤维细，主要传导痛觉、温度觉、粗触觉和内脏感觉。a. 薄束和楔束位于后索，传导意识性深部感觉和精细触觉。椎旁神经节细胞的周围突起自肌肉、肌腱、骨膜、关节、皮肤和皮下结缔组织的各种感觉末梢。薄束位于后索的内侧，传导中胸节以下后根的传入冲动，楔束位于薄束外侧，传导中胸节以上后根传入的冲动，因此，后索的上行纤维分层排列，由内向外依次为骶、腰、胸、颈的纤维。后索病变的特征为病灶同侧病变部位以下意识性深部感觉和精细触觉减退或丧失，而痛觉、温度觉保存，因此可以发生感觉分离、感觉性共济失调及后索性运动失调。b. 脊髓丘脑束位于侧索的前部和前索的后外侧，传导经脊神经节向心纤维传来的皮肤、黏膜的痛觉、温度觉和粗触觉的冲动。颈椎间盘突出先压迫的是最外层的骶段纤维，先出现下肢的感觉障碍，随着压迫的进展，感觉障碍逐渐向上发展，至腰段、胸段，最后才达颈段。若没有很好掌握疾病法的发展过程，很容易造成误诊和误治。c. 脊髓小脑束位于侧索的外侧缘，为本体感觉传导束，分为

脊髓小脑后束和脊髓小脑前束，后束传递的信息可能与肢体个别肌肉的精细运动和姿势的协调有关，前束所传递的信息则与整个肢体的运动和姿势有关。

② 下行传导束：是控制骨骼肌的随意运动的下行纤维束，为运动传导束。起自脑的不同部位，直接或间接止于脊髓前角或侧角。下行传导束分为锥体系和锥体外系，前者包括皮质脊髓束和皮质脑干束，后者包括红核脊髓束、前庭脊髓束等。a. 皮质脊髓束起源于大脑皮质运动区和旁中央小叶巨锥体细胞及运动前区和顶叶锥体细胞，支配上、下肢的前角运动神经元只接受对侧半球来的纤维，而支配躯干肌的运动神经元接受双侧皮质脊髓束的支配。当脊髓一侧的皮质脊髓束损伤后，出现同侧肢体的肌肉瘫痪，而躯干肌不瘫痪。b. 网状脊髓束起自桥脑、延髓和中脑的网状核，分为网状脊髓内侧束和网状脊髓外侧束，对脊髓的 α 和 γ 神经元有易化和抑制作用，主要参与对躯干和肢体近端肌肉运动的控制。c. 红核脊髓束起自中脑红核，纤维交叉至对侧，在脊髓外侧索内下行，至板层 Ⅴ～Ⅶ，仅投射至上 3 个颈髓段。此束对支配屈肌的运动神经元有较强的兴奋作用，它与皮质脊髓束一起对肢体远端肌肉发挥重要作用。d. 顶盖脊髓束起于中脑上丘，向前绕过中央灰质，两侧纤维交叉，交叉后纤维在前索内下行，止于上颈髓段板层Ⅵ、Ⅷ。它兴奋对侧颈肌，抑制同侧颈肌活动。e. 前庭脊髓束起自脑干的前庭神经外侧核的不交叉纤维和前庭神经内侧核的交叉纤维，止于灰质板层Ⅷ和部分板层Ⅶ。前庭神经外侧核腹上部发出的纤维和前庭神经内侧核发出的纤维至颈髓；前庭神经外侧核的中间部发出的纤维至胸髓；背下部发出的纤维至腰骶髓。主要是提高同侧肢体伸肌张力，兴奋伸肌运动神经元，抑制屈肌运动神经元，调节肌张力及维持平衡反射。f. 内侧纵束位于前索，一些纤维起自中脑中介核、后连合核和 Darkschewitsch 核以及网状结构，大部分来自前庭神经核。纤维主要来自同侧，部分来自对侧，终止于灰质板层Ⅶ、Ⅷ，经中继后再达前角运动神经元。主要是协同眼球的运动和头、颈部运动。g. 内脏下行传导通路属多突触通路，与网状脊髓束和侧固有束密切联系，终止于中间外侧核，主要功能是调节内脏活动。h. 锥体外系统是指锥体系统以外的下行径路，包括网状脊髓束、红核脊髓束、顶盖脊髓束、前庭脊髓束和橄榄脊髓束等。主要调整锥体系统的活动并调整肌张力，以协调肌肉的运动，维持姿势和习惯性动作，使动作协调、准确，免除颤动和不必要的附带动作。

③ 固有束：位于脊髓的前索、侧索和后索的灰质附近，分别称为前固有束、侧固有束和后固有束。起自灰质内的联络神经元，其纤维走出灰质后立即分为升支与降支，升、降一定距离后，其末端及侧支又返回到灰质。固有束把同侧和对侧相邻脊髓节的神经冲动联系起来，是脊髓固有反射的基础，对脊髓的反射活动起重要作用。

4. 脊髓的作用

（1）脊髓反射

脊髓反射是脊髓固有的反射，反射弧不经过脑，但反射活动在脑的控制下进行。脊髓反射可分为躯体反射和内脏反射。躯体反射是指骨骼肌的反射活动，如牵张反射、屈曲反射、浅反射等。内脏反射有躯体—内脏反射、内脏—内脏反射和内脏—躯体反射，如竖毛反射、膀胱排尿反射、直肠排便反射等。

① 牵张反射：是单突轴反射，包括深反射和肌张力反射。骨骼肌被拉长时，肌肉的感受器受到刺激而产生神经冲动，反射引起被牵拉的肌肉收缩。临床上常检查的深反射（腱反射）有膝反射、跟腱反射、肱二头肌反射等。肌张力对维持身体的姿势很重要，人体在安静状态下，骨骼肌仍不完全松弛，始终有部分肌纤维轮流收缩，使肌肉保持一定的紧张度。

② 屈曲反射：属多突轴反射，是一种保护性反射，即当肢体某处皮肤受到伤害性刺激时会迅速缩回肢体。屈曲反射径路至少要有3个神经元参加，即皮肤的信息经后根传入脊髓后角，再经中间神经元传递给前角的α运动神经元，α运动神经元兴奋，引起骨骼肌收缩。由于肢体收缩要涉及成群的肌肉，故受到兴奋的α运动神经元常常是多节段的。

在正常情况下，牵张反射可以被下行纤维束的冲动所抑制，也可被锥体束、前庭脊髓束等的冲动所易化。这种易化和抑制保持着平衡，以维持正常的肌张力。当发生某些疾病时，这种平衡受到破坏，就会出现深反射亢进、肌张力增高，或者是深反射和肌张力减低。有些反射在正常情况下被大脑皮质下行传导束所抑制，只有当上运动神经元受损时，下运动神经元失去了高级中枢的控制，才表现出来的反射称为病理反射，具有临床诊断意义。

（2）脊髓损伤表现

① 脊髓全横断：脊髓突然完全横断后，出现脊髓休克现象，即横断平面以下全部感觉和运动丧失，反射消失，处于无反射状态。数周至数月后，各种反射可逐渐恢复，但由于传导束很难再生，脊髓又失去了脑的易化和抑制作用。因此，恢复后的深反射和肌张力比正常时高，横断平面以下的感觉和运动不能恢复。

② 脊髓半侧切断综合征：又称勃郎—塞卡综合征。表现为伤侧平面以下位置觉、震动觉和精细触觉丧失，同侧肢体痉挛性瘫痪，损伤平面1～3节以下的对侧身体痛觉、温度觉丧失。

③ 中央灰质周围病变：当病变侵犯了白质前连合，则阻断了脊髓丘脑束在此的交叉纤维，引起相应部位的痛觉、温度觉消失，而本体觉和精细触觉无障碍。这种现象称感觉分离。

④ 脊髓前角受损：主要表现为这些细胞所支配的骨骼肌呈弛缓性瘫痪，肌张力低下，腱反射消失，肌肉萎缩，无病理反射，但感觉无异常，如脊髓灰质炎患者。

二、脊神经

脊神经是混合神经，其感觉纤维始于脊神经节的假单极神经元。脊神经共31对，即颈神经8对，胸神经12对，腰神经5对，骶神经5对，尾神经1对。每对神经均以前根和后根与脊髓相连。前根属于运动性，后根属于感觉性，后根较前根略粗，二者在椎间孔处汇合而成脊神经。后根在椎间孔附近，有一椭圆形膨大，称脊神经节。在椎间孔内，脊神经有重要的毗邻关系，其前方是椎间盘和椎体，后方是椎间关节和黄韧带。因此脊柱的病变，如椎间盘突出和椎骨骨折、增生等常可累及脊神经，出现感觉和运动障碍。假单极神经元的中枢突组成后根入脊髓，周围突加入脊神经，分布于皮肤、黏膜、肌肉、肌腱、关节以及内脏的感受器等，将躯体与内脏的感觉冲动传向中枢。运动纤维由脊髓灰质的前角、胸腰部侧角和骶副交感核运动神经元的轴突组成，分布于骨骼肌、平滑肌、心肌和腺体。

根据脊神经的分布和功能，可将其组成的纤维分为4类：①躯体运动纤维，分布于骨骼肌，支配其随意运动；②躯体感觉纤维，分布于皮肤、骨骼肌、肌腱和关节，将皮肤浅部感觉和肌肉、肌腱、关节的深部感觉冲动传入中枢；③内脏传入纤维，分布于内脏、心血管和腺体，传导来自这些结构的感觉冲动，是内脏神经的一个组成部分；④内脏运动纤维，分布于内脏、心血管和腺体，支配心肌、平滑肌的运动，控制腺体的分泌。

脊神经干短，出椎间孔后即分为四支。

1. 前支

前支为混合神经，分布于躯干前外侧和四肢的肌肉及皮肤。胸神经前支保持着明显的节段性走行和分布，其余各部的前支节段性不明显，分别交织成丛，形成4个脊神经丛，即颈丛、臂丛、腰丛和骶丛，由各丛分支再分布于相应的区域。

2. 后支

各脊神经的后支均较前支细小(除 C_1、C_2)，是混合神经，其分布有明显的节段性。经相邻椎骨横突之间向后走行，一般脊神经后支绕上关节突外侧向后行至相邻横突之间再分为内侧支和外侧支，它们又都分成肌支和皮支。皮支分布于枕、项、背的皮肤；肌支分布于项、背部深层肌。

① C_1脊神经后支：又称枕下神经，较粗大，属运动神经。于寰椎后弓上方

的椎动脉沟内，椎动脉下方穿出，向后行，进入枕下三角。在此发出分支至头上斜肌、头下斜肌和头后大直肌等椎枕肌。

② C_2脊神经后支：其比前支粗大得多，为所有颈神经后支最大者。此后支在头下斜肌的下方穿出，发出分支至头下斜肌，而后分为较大的内侧支和较小的外侧支。内侧支称枕大神经，经头下斜肌和头半棘肌之间，在头半棘肌附着于枕骨处，穿过该肌和斜方肌腱膜，在上项线下侧，分出几支感觉性终末支，与枕动脉伴行，分布至上项线到颅顶的皮肤。外侧支支配头长肌、夹肌、头半棘肌，并和 C3 颈神经相应的分支交通。

③ C_3脊神经后支：为第 3 枕神经。它位于枕大神经的内侧，与枕大神经间有交通支。该神经绕过 C_3椎的关节突向后行，经横突后肌的内侧，然后分为内侧支和外侧支。内侧支在穿过斜方肌深侧时，发出二支穿过斜方肌，终止于颅后下部近中线处，枕外隆凸附近的皮肤。

④ 其余 5 对颈神经后支：各自绕过相应的椎间关节后，分为内侧支和外侧支。C_4和 C_5颈神经的内侧支，经项半棘肌和头半棘肌之间，达颈椎的棘突后，分布于皮肤。C_6、C_7和 C_8颈神经的内侧支细小，分布于项半棘肌、头半棘肌、多裂肌与棘间肌。外侧支均为肌支，支配头最长肌和头夹肌等肌肉。

3. 脊膜支

脊膜支又称窦椎神经，为脊神经的第 1 分支，最细。每条脊膜支都接受来自邻近灰交通支或来自胸交感神经节的分支，然后再逆行经椎间孔返入椎管，分成横支、升支和降支分布于脊髓的被膜、血管壁、骨膜、韧带及椎间盘等处。在颈部，脊膜支从后根神经节远端发出，接受交感神经节来的交通支，内有感觉和内脏运动纤维。其主干返回椎间孔，在椎管内分出上行支、下行支与横支，与相邻的上、下节段及对侧来的分支吻合，分布于纤维环外层，前、后纵韧带，项韧带及硬脊膜等。上 3 对颈神经脊膜支的升支较大，还分布于颅后窝的硬脑膜。椎间关节主要由脊神经后支的内侧支支配，颈椎病使窦椎神经末梢受到刺激，神经冲动可通过节段反射弧由后根进入脊髓，再经前角细胞与前根，反射至颈、肩与臂部，引起肌肉痉挛与疼痛，形成假性肩关节周围炎症状。若长期刺激则会引起真性肩关节周围炎，而成为颈肩综合征。

4. 交通支

交通支是连接脊神经与交感干神经节之间的细支，其中发自脊神经连于交感干由有髓纤维构成的为白交通支。而发自交感干连于脊神经由无髓纤维构成的为灰交通支。

三、脊神经支配的节段性

成人神经和体节的相互关系在躯干部的对应关系比较清晰，每一条脊神经支配其本节段的肌肉和皮肤。由于肢芽的发育和体节的迁移之故，四肢比较复杂，将第 5 颈神经至第 1 胸神经带到上肢，组成臂丛。

1. 皮肤的神经节段性支配

一条脊神经所支配的皮肤区域为一个皮节。相邻的皮节有一定程度的重叠，绝大多数皮节由 2～3 条后根的纤维分布，上肢：C_5～T_1（拇指：C_6；小指：C_8；前臂内侧：T_1；臂内侧：T_1 或 T_2），见图 2.13。

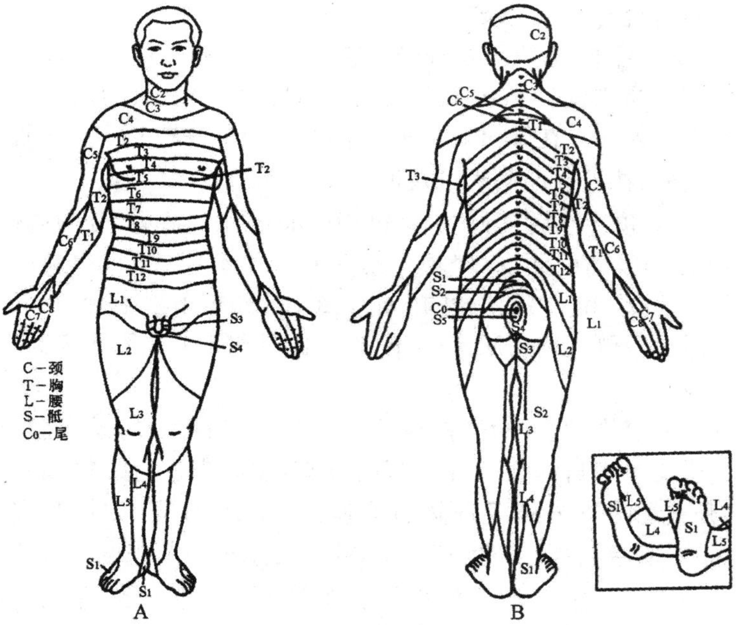

图 2.13　皮肤的节段性分布

A 前面　　B 后面

2. 肌肉的神经节段性支配

大多数肌肉（尤其是四肢肌）是受 2～3 节甚至 4 个节段的前根纤维支配的，若损伤一条前根时，可致肌肉功能减弱，但不会瘫痪。唯有躯干和脊柱的一些短肌等是由一个肌节发育而来，并保持规则的单一节段性神经支配。支配肢体的神经丛均分为前、后股，前股支配屈肌，后股支配伸肌。屈部的神经支配较伸部丰富，屈部的皮肤较伸部的更为敏感，尤其是在肢体的远侧部分。屈肌动作较快，且有更准确的随意控制。

上肢肌的肌节来源较复杂，但有一定规律：① 肌肉大多由相邻两节段共同支配，仅少数是由单一节段支配；② 对一关节有相同作用的肌肉，都由相同的节段支配；③ 它们的拮抗肌也均由相应的节段支配，且常与它们有相连的数目顺序，例如运动肘关节的脊髓中枢占据相邻的 C_5～C_8 四个节段，其中 C_5、C_6 支配屈肘肌，C_7、C_8 支配伸肘肌，由此推知肱二头肌、肱肌和肱桡肌是由 C_5、C_6 支配，三头肌是由 C_7、C_8 支配。

3. 关节的神经节段支配

（1）肩关节

前屈：C_5、C_6；后伸：C_7、C_8；外展：C_5；内收：C_6～C_8；外旋：C_5；内旋：C_6～C_8。

（2）肘关节

屈曲：C_5、C_6；伸直：C_7、C_8；前臂旋后：C_5、C_6；前臂旋前：C_6～C_8。

（3）腕关节

伸腕：C_6、C_7；屈腕：C_6、C_7。

（4）指关节

屈曲：C_6、C_7；伸直：C_7、C_8。

四、颈丛

颈丛位于胸锁乳突肌上部深面、中斜角肌和肩胛提肌起端的前面，由 C_1～C_4 脊神经的前支组成，4 个前支相互连接成 3 个神经袢，并发出多个感觉神经为主的分支，分为表浅的皮支、深层肌肉的肌支、膈神经和交通支，见图 2.14。

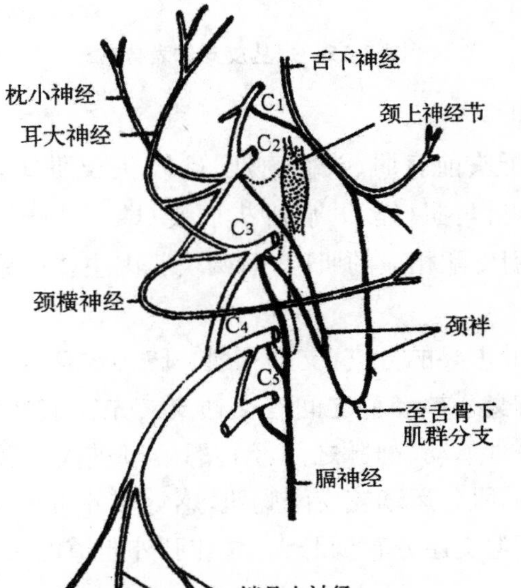

图 2.14　颈丛

1. 皮支

浅皮支较集中于胸锁乳突肌后缘中点附近浅出后，再散开行向各方，其浅出处，是颈部浅层结构浸润麻醉的一个阻滞点。其分支有以下 5 条，见图 2.15。① 枕大神经（C_2）沿胸锁乳突肌后缘向后上行走，分布于枕部的皮肤。② 枕小神经（C_1、C_2）分布于耳郭指面及其附近枕部皮肤。③ 耳大神经（C_2、C_3）沿胸锁乳突肌表面行向前上，至耳郭、乳突和腮腺区的皮肤。④ 颈横神经（颈皮神经）（C_2、C_3）发出后横过胸锁乳突肌表面向前行，分布于颈部皮肤，常与面神经有交通支。⑤ 锁骨上神经（C_3、C_4）有 2～4 支辐射状向下、外方，分布于颈侧区、胸壁上部和肩部的皮肤。

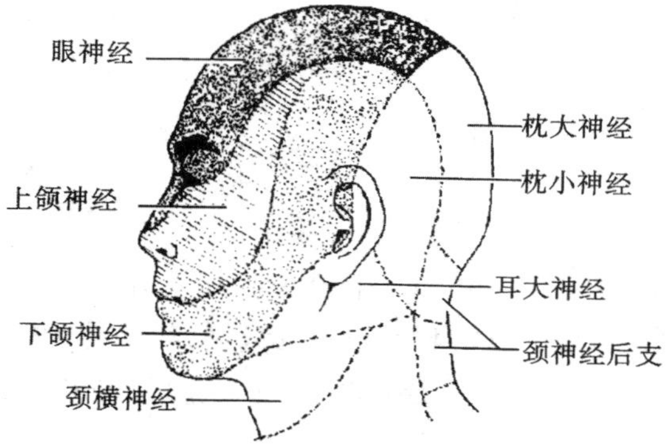

图 2.15 颈丛皮支体表分布

2. 肌支

①颈深肌支支配头前直肌、头侧直肌（C_1）、头长肌（$C_{2\sim4}$）、颈长肌（$C_{1\sim4}$）、中斜角肌（$C_{3\sim4}$）、后斜角肌（C_4）。肩胛提肌支（$C_{3\sim5}$）、胸锁乳突肌支（$C_{3\sim4}$）和斜方肌支（$C_{3\sim4}$）分别支配相应的肌肉，后两块肌肉主要由副神经支配。

3. 膈神经

膈神经是颈丛最重要的分支，支配膈肌。膈神经含有大量的运动纤维及少量的感觉纤维，并与交感神经节之间有交通支。先在前斜角肌上外侧，沿该肌表面斜向内下，在锁骨下动、静脉之间经胸廓上口进入胸腔，在肺根前方，纵隔与心包之间下行达膈肌。运动支支配膈肌，感觉支分布于胸膜、心包、膈下部分腹膜，右膈神经的感觉支还分布到肝、胆囊和肝外胆道的浆膜等。

4. 交通支

颈丛和其他神经之间的交通支，包括颈丛与副神经、迷走神经和交感神经之间的交通支等。其中最重要的是颈丛与舌下神经的交通联系，由 C_1 神经部分纤维加入到舌下神经，并随舌下神经下行，分出颏舌骨肌支和甲状舌骨肌支后，余部纤维继续下行构成了舌下神经降支，与 $C_{2\sim3}$ 神经部分纤维组成颈神经降支，在环状软骨水平结合成颈袢，由袢发出分支支配舌骨下肌群。与迷走神经的交通支接受颅后窝硬脑膜的支配。

临床上当慢性颈肌劳损压迫或刺激枕神经，可发生枕神经痛或感觉减退，若膈神经受累则可发生胸膜及上腹膜刺激征、膈肌痉挛、瘫痪。

五、臂丛

臂丛由 5 条神经前支形成上、中、下 3 个干，斜角肌间隙，锁骨下动脉后上方，经锁骨后进入腋窝。$C_{5\sim6}$ 脊神经前支合成上干；C_7 神经前支单独形成中干；C_8、T_1 神经前支合成下干。各干再分为前后两个股，3 个干的后股合成后束，位于腋动脉的后方，上、中干的前股合成外侧束；下干的前股延续为内侧束，见图 2.16。

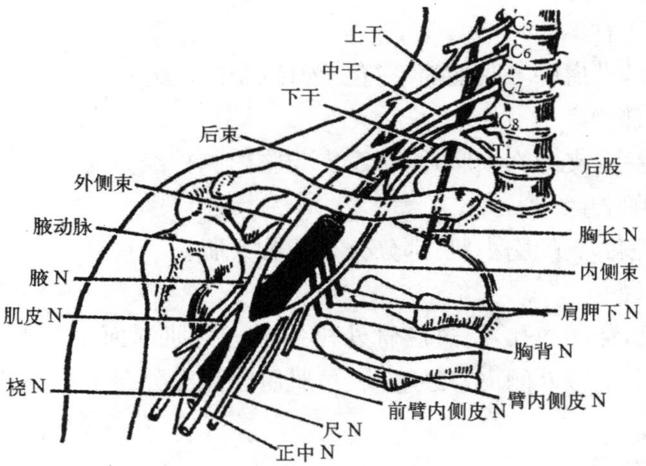

图 2.16　臂丛

1. 锁骨上分支

为一些短肌支，分布于颈深肌、背浅肌(斜方肌除外)、一部分胸上肢肌及上肢带肌等。主要肌支有以下 4 条：

(1) 肩胛背神经

始于神经根部，穿过中斜角肌向后越过肩胛提肌，在肩胛骨与脊柱间下行，支配肩胛提肌和大小菱形肌。

(2) 胸长神经

始于神经根部，经臂丛后部进入腋窝，沿前锯肌表面伴胸外侧动脉下降，支配前锯肌和乳房。

如果以上两分支同时受损表明损害灶位于根部。

（3）肩胛上神经

始于上干外上侧，向后经肩胛骨上缘切迹入冈上窝，再经肩胛冈切迹进入冈下窝，支配冈上肌（上肢上举）、冈下肌（臂外旋）和肩关节。该神经在肩胛上切迹处最易受损伤，表现为冈上肌、冈下肌无力，肩关节疼痛等症状。

（4）锁骨下神经

支配锁骨下肌。

2. 锁骨下分支

分别发自三个束，自后束分出肩胛下神经、胸背神经、腋神经和桡神经；自内侧束分出胸内侧神经、正中神经内侧根、尺神经、臂内侧皮神经和前臂内侧皮神经；自外侧束分出胸外侧神经、正中神经外侧根和肌皮神经，分别支配肩部、胸部、臂部、前臂部及手部的肌肉、关节和皮肤。

（1）肩胛下神经

始于后束，沿肩胛下肌前面下行支配该肌和大圆肌。

（2）胸外侧神经

始于外侧束，支配胸大肌，同时发支与胸内侧神经分支联合，分布胸小肌。

（3）胸内侧神经

始于内侧束，支配胸小肌，部分分布于胸大肌。

（4）腋神经

始于后束，穿四边孔，绕过肱骨外科颈至三角肌深面。肌支支配三角肌和小圆肌；皮支即上臂外侧皮神经，由三角肌后缘穿出分布于肩部、臂外侧区上部的皮肤。

（5）肌皮神经

始于臂丛外侧束，向外下斜穿喙肱肌，在肱二头肌和肱肌之间下行，同时分出喙肱肌、肱肌和肱二头肌肌支。其终支在肘下穿出深筋膜延续为前臂外侧皮神经，分布于前臂外侧的皮肤。肌皮神经损伤，屈肘无力及前臂外侧感觉减退或丧失。

（6）胸背神经

始于后束，循肩胛骨外侧缘，随肩胛下血管下降，支配背阔肌。

（7）桡神经

始于后束，位于腋动脉的后方，系后束的延续，与肱深动脉一同向外下行走，经肱三头肌长头与内侧头之间，进入肱骨桡神经沟旋向外下。在肱骨外上髁的上方穿外侧肌间隔至肱肌与肱桡肌之间分为浅、深两支。浅支为皮支，沿桡动脉外侧下行，在前臂中、下 1/3 交界处转向背后，至手背桡侧；深支较粗为肌，支，经桡骨颈外侧穿旋后肌至前臂背面，在伸肌群浅深层之间下行，分支支配前臂、手、指的伸肌群。

桡神经分支在腋窝和肘上依次分出：①臂和前臂后侧皮神经，分布于上臂和前臂背侧正中的皮肤；②肱三头肌肌支；③肱桡肌肌支；④桡侧腕长伸肌肌支。在肘部和前臂背面的深支依次分出：①桡侧腕短伸肌 3 支；旋后肌肌支；②拇长伸肌肌支；③拇长展肌肌支；④拇短伸肌肌支；⑤指总伸肌肌支；⑥小指和食指固有伸肌肌支；⑦尺侧腕伸肌肌支。

桡神经分支上方损伤，可出现不能伸肘、伸腕、伸指、拇长展肌瘫痪、旋后肌瘫痪、前臂屈曲力弱，最明显的特点是表现为"垂腕"状，感觉丧失最明显处是桡神经浅支分布的手背和拇指分布区；在肱三头肌支以下损伤，伸肘力量保存；在前臂损伤，只影响手的伸肌及手部出现感觉障碍。

(8) 正中神经

正中神经有两根，始于外侧束和内侧束，并夹持腋动脉向下呈锐角汇合成正中神经干。在臂部正中神经沿肱二头肌内侧沟下行至肘窝，穿旋前圆肌进入肱二头肌腱膜下，下行于指深、指浅屈肌之间达腕部，通过腕管进入手掌部。

正中神经在臂部无分支，在肘部及前臂部先后分出骨间掌侧神经及其肌支，支配前臂掌侧肌群(尺侧腕屈肌和指伸屈肌的尺侧半除外)：①桡侧腕屈肌肌支；②掌长肌肌支；③旋前圆肌肌支；④指深屈肌、指浅屈肌肌支；⑤拇长屈肌肌支；⑥旋前方肌肌支。在手掌部先后发出：⑦大鱼际肌肌支；⑧第 1、第 2 蚓状肌肌支；⑨拇指固有神经；⑩第 1、第 2、第 3 指总神经皮支分布于桡侧 3 个半手指掌面和远节手指背面的皮肤。正中神经中混有大量的交感神经纤维。

正中神经主司屈指、屈拇、屈腕、前臂旋前、拇指对掌、对指及第 2、第 3 手指屈掌指关节、伸指间关节的运动功能和主司手掌桡侧半和桡侧 3 个半手指皮肤的感觉功能。

正中神经损伤亦发生在前臂和腕部。在前臂，神经穿旋前圆肌及指浅屈肌起点腱弓处易受压迫，形成正中神经支配肌全部无力；手掌感觉受损，即所谓"旋前肌综合征"。在腕管内正中神经也易因周围结构炎症、肿胀或关节变化而受压迫，即形成"腕管综合征"，表现为鱼际肌萎缩，手掌平坦，也称"猿掌"，拇指、食指、中指掌面感觉障碍。自主神经障碍为血管运动、腺体分泌和神经营养障碍。

(9) 尺神经

始于臂丛内侧束，最初在肱动脉内侧下行，在臂中部，离开肱动脉穿内侧肌间隔走向内后下方，绕经肱骨内上髁后面的尺神经沟，出此沟后，穿过尺侧腕屈肌起端转至前臂掌面的内侧，在尺侧腕屈肌和指深屈肌间、尺动脉内侧下行，至桡腕关节上方发出手背支后，本干在豌豆骨桡侧，经属肌支持带浅面分浅、深两支，经掌腱膜深面腕管浅面进入手掌。

尺神经在臂部未发分支，在前臂上部发支支配尺侧腕屈，肌和指深屈肌尺侧半：桡腕关节上方发出的手背支转向手背侧，分布于手背尺侧半和小指、环指及中指尺侧半背面皮肤。

浅支分布于小鱼际、小指和环指尺侧半掌面皮肤。

深支分布于小鱼际肌、拇收肌、骨间掌侧肌、骨间背侧肌及第 3、第 4 蚓状肌。主司尺侧屈腕、小指对掌、合指、分指、拇收、环小指远指间关节屈曲和环小指屈掌指关节伸指间关节的运动功能。

尺神经易受损部位在肘部肱骨内上髁后方、尺侧腕屈肌两起点之间或豌豆骨外侧。前两部位尺神经干受损时，运动障碍表现为屈腕力减弱，环指和小指远节指关节不能屈曲，小鱼肌萎缩，拇指不能内收，骨间肌萎缩，各指不能互相靠拢，各掌指关节过伸，出现"爪形手"。手掌、手背内侧缘皮肤感觉丧失。若豌豆骨处受压，手的感觉支早已发出，所以手的皮肤感觉不受影响，主要表现为骨间肌萎缩和运动障碍。

(10) 臂内侧皮神经

始于臂丛内侧束，沿腋静脉内侧下行，继而沿肱动脉和贵要静脉内侧下行至臂中部附近浅出，分布于臂内侧、臂前侧的皮肤。因与邻近皮神经有广泛的重叠，损伤后无明显的症状和体征。

(11) 前臂内侧皮神经

始于臂丛内侧束，沿腋动、静脉之间，继而沿肱动脉内侧下行在臂中份浅出与贵要静脉伴行，然后分前、后两支分布前臂内侧区前、后面的皮肤，最远至腕部。此神经损伤，前臂内侧面感觉减退或丧失，且前面较后面明显。

六、颈自主神经

自主神经又称内脏神经或植物神经。指与内脏器官(由平滑肌或腺体组成)神经支配有关的全部神经细胞和纤维。它们的调节活动，常不受意志的影响。把自主神经划分为交感与副交感两部，也只适用于内脏传出成分。交感节前纤维的胞体位于胸髓和上部腰髓，副交感胞体则位于脑干及骶椎 $S_{2\sim4}$。交感和副交感的活动也受大脑皮质及皮质下各级中枢的调节。

颈交感干位于颈动脉鞘的后方，颈椎横突的前方，可位于颈筋膜椎前层的浅面或深面，有时也可位于筋膜内。一般每侧有 3～4 个交感神经节，多者达 6 个，分别称颈上、中、下节。

1. 颈上神经节

颈上神经节呈梭形，最大，长25～45毫米，位居$C_{1\sim3}$横突的前方，颈内动脉后方。一般认为，此节由最上3～4个交感节合并而成，故有时显狭窄或分裂为二。该节的节前纤维来自上胸髓的侧角，绝大多数纤维止于此节，仅极少量纤维在颈内动脉神经丛的副节内换神经元。颈上神经节的节后纤维有：①灰交通支进入第1至第4对颈神经，并与迷走神经的上、下神经节，舌咽神经的下神经节及舌下神经等相交通。②颈内动脉神经起自节的上端，攀附颈内动脉形成颈内动脉丛，此丛的细支伴随颈内动脉入颅，在颈动脉管内口处发出岩深神经，该神经穿翼管，分布到口、鼻黏膜的腺体及血管。③颈静脉神经起自颈上神经节上端或颈内动脉神经，为一或数小支，分布至颈静脉球及颅后窝的脑膜，与舌咽和迷走神经的感觉神经节有交通支相连。④颈外动脉神经由该节下端发出，攀附颈外动脉，并形成颈外动脉丛。这些动脉丛常借交通支与脑神经或其神经节相连，如面动脉丛与下颌下神经节，脑膜中动脉丛与膝神经节及耳神经节相连。⑤颈上心神经发自该节的下段，沿颈总动脉的后方，甲状腺下动脉的前方或后方下行。在颈最下部，右侧的经锁骨下动脉前方降入胸腔，于主动脉弓的后方加入心深丛；左侧的在左颈总动脉及主动脉弓前面下降，加入心浅丛。

2. 颈中神经节

颈中神经节最小，一般认为是由第4、第5交感节合并而成。通常位于C_6椎骨横突处，但也可高位于C_5椎骨或低位于C_7椎骨平面。有时颈中节只出现于单侧，或为一串小结所代替。颈中节向下发出两支与颈下节相连，其中的前支由锁骨下动脉前面下降，并勾绕该动脉的下方，形成锁骨下袢，与颈下节相连。①灰交通支，一般与第5、第6颈神经相连，但也可为3～5支，分别与第3至第7颈神经相连。②甲状腺支，沿甲状腺下动脉至甲状腺，也有小支至甲状旁腺。大部分纤维是血管运动纤维，少量纤维是腺体分泌纤维。此支可与颈上心神经、喉上神经及喉返神经等借交通支相连。③颈中心神经，是交感神经最大的分支，也可由颈中、下节间的节间支发出。右侧者在颈总动脉后方，锁骨下动脉的前方或后方降入胸腔，于气管前面加入心深丛的右半；左侧者在颈总动脉及锁骨下动脉的前方或后方进入胸腔，于气管前面加入心深丛的左半。该神经也发出小支至气管和食管。

3. 颈胸神经节

颈胸神经节亦称星状神经节，由颈下神经节和第1胸神经节融合而成，呈梭形或星状。颈下神经节由第6至第8颈交感节合并而成。星状神经节的分支有：①灰交通支，与C_7～T_1脊神经相连。至C_7的灰交通支可有1～5支，多数为 2 支，至 C_8 的灰交通支可有 3～6 支。②颈下心神经，沿锁骨下动脉后方与气管的前方下降，加入心深丛，与喉返神经和颈中心神经有交通支相连。有时，颈下心神经可为发自星状节或锁骨下袢的一些小支所代替。③血管支，是一些细小分支，攀附锁骨下动脉及其分支形成神经丛，可延伸到腋动脉第 1 段，少数纤维可伸得更远。

4. 椎动脉神经节

椎动脉神经节位于 C_6、C_7 椎骨横突之间的前方，颈中、下神经节之间，居椎动脉根部的前或前内侧。该节发出的纤维多与星状神经节及锁骨下神经相连，其灰交通支与 C_4、C_5 脊神经相连。

七、脑神经

脑神经亦称颅神经，是从脑发出左右成对的神经，共 12 对。分别为嗅神经、视神经、动眼神经、滑车神经、三叉神经、展神经、面神经、听神经、舌咽神经、迷走神经、副神经和舌下神经，其中三叉神经分别由眼神经、上颌神经和下颌神经组成。在十二对脑神经中与颈部神经有交集且与颈椎相关病症有关的主要有三叉神经、面神经、听神经、迷走神经和副神经。

1. 三叉神经

三叉神经为混合神经，是第 5 对脑神经，面部最粗大的神经，含有一般躯体感觉和特殊内脏运动两种纤维。它的运动部分从脑桥与脑桥臂交界处出脑，再并入下颌神经，一同经卵圆孔穿出颅部。支配脸部、口腔、鼻腔的感觉和咀嚼肌的运动，并将头部的感觉讯息传送至大脑。三叉神经由眼支(第一支)、上颌支(第二支)和下颌支(第三支)汇合而成，分别支配眼裂以上、眼裂和口裂之间、口裂以下的感觉和咀嚼肌收缩。

三叉神经痛很容易与牙痛相混淆，一般发生在面部，它是一种比较常见的神经内、外科病，这种病大多数在 40 岁起病，而且一般多发病于中老年，女性较多。这种病的特点是：在人体的头面部三叉神经分布区域内，发病骤发，烧灼样、闪电样、难以忍受的剧烈性疼痛。

2. 面神经

面神经是第 7 对脑神经，以运动神经为主的混合神经，主要支配面部表情肌和传导舌前 2/3 的味觉及支配舌下腺、下颌下腺和泪腺的分泌。一般认为是舌弓的背侧支。介于相当于脊神经节的膝神经节的起始部附近。面神经核位于脑桥，分为上下两部分，上部分受双侧大脑皮质运动区的支配，发出运动纤维支配同侧颜面上半部的肌肉，核的下半部分仅受对侧大脑皮质的支配，发出运动纤维支配同侧颜面下半部的肌肉。

面神经以面神经管为界线分为两部分：

（1）面神经管内的分支

① 鼓索传导味觉冲动及支配下颌下腺和舌下腺的分泌；② 岩大神经，也称岩浅大神经，含副交感分泌纤维，支配泪腺、腭及鼻粘膜的腺体分泌；③ 镫骨肌神经支配鼓室内的镫骨肌。

（2）颅外分支

面神经出茎乳孔后即发出小支，分别是：①颞支支配额肌和眼轮匝肌；②颧支有 3～4 支，支配眼轮匝肌及颧肌；③颊支有 3～4 支，支配颊肌，口轮匝肌及其他口周围肌；④下颌缘支分布于下唇诸肌；⑤ 颈支支配颈阔肌。

3. 听神经

听神经为第 8 对颅神经，又称前庭神经。神经干分为耳蜗神经与前庭神经两部分。耳蜗神经起自内耳螺旋神经节的双极细胞，周围突终止于内耳柯替器。前庭神经起源于内耳前庭神经节的双极细胞，周围突终止于囊斑及壶腹嵴。

4. 迷走神经

迷走神经是第 10 对脑神经，行程最长，分布范围最广的神经，于舌咽神经根丝的下方自延髓橄榄的后方处入脑，经颈静脉孔出颅腔。之后下行于颈内、颈总动脉与颈内静脉之间的后方，经胸廓上口入胸腔。在胸部，左、右迷走神经的走行和位置各异。左迷走神经在左颈总动脉与左锁骨下动脉之间，下降至主动脉弓的前面，经左肺根的后方，分出数小支分别加入左肺丛，然后在食管前面分散成若干细支参与构成食管前丛，并向下延续成迷走神经前干。

5. 副神经

副神经是第 11 对脑神经，可分成颅根和脊髓根组成。颅根的纤维为特殊内脏运动纤维，起自疑核，自迷走神经根下方出脑后与脊髓根同行，经颈静脉孔出颅，加入迷走神经，支配咽喉肌。脊髓根的纤维为特殊内脏运动纤维，起自脊髓颈部的副神经脊髓核，由脊神经前后根之间出脊髓，在椎管内上行，经枕骨大孔入颅腔，与颅根汇合一起出颅腔。出颅腔后，又与颅根分开，绕颈内静脉行向外下，经胸锁乳突肌深面继续向外下斜行进入斜方肌深面，分支支配此二肌。

第四节　颈 部 血 管

颈内动脉和椎动脉是脑部血液供应的两个来源。颈内动脉的分支供应大脑半球的前 2/3 和间脑的前部；后者的分支主要供应小脑、脑干、间脑后部和大脑半球的后 1/4，顶枕沟是两者供应范围的明显界线。故常把脑的动脉分为两个系统，即颈内动脉系统和椎—基底动脉系统，此两个动脉系统供应大脑半球的分支可分为皮质支和中央支。椎动脉一般来自锁骨下动脉，穿行 $C_{6\sim7}$ 椎骨横突孔，经枕骨大孔入颅后窝，在桥脑延髓交界处左、右椎动脉汇合成一条基底动脉。后者继续沿桥脑腹侧面的基底沟上行，至桥脑上缘即分为左、右大脑后动脉。左右椎动脉有时不对称，多为左大右小。颈内动脉主要供应大脑前半球，与颈椎关系较小，本节主要介绍椎动脉。

一、椎动脉

椎动脉由下向上可分 4 段，即颈段、椎骨段、枕段和颅内段，见图 2.17。

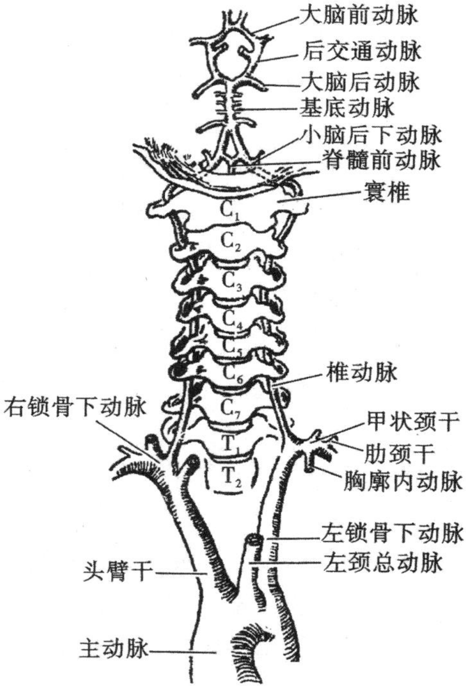

图 2.17　椎—基底动脉行走路径

1. 颈段

颈段由锁骨下动脉发出后，至穿入颈椎横突孔之前的部分。此段在颈长肌和前斜角肌的裂隙内上行，当前斜角肌痉挛压迫椎动脉，可引起相应症状。其后方与 C_7 横突、$C_{7\sim8}$ 脊神经前支、颈交感神经干和星状神经节（颈下交感神经节)相邻。此神经节发出交感神经纤维,与椎动脉伴行,形成椎神经和椎动脉神经丛,故临床上椎动脉型颈椎病和交感神经型颈椎病常合并发生。

椎动脉进入颈椎横突孔的位置有个体差异,一般位于 C_6,有的可在 C_7 或 C_5、C_4。因此,颈段椎动脉的长度及其毗邻并不恒定,还有个别人左右不对称(左粗右细)现象。

2. 椎骨段

椎骨段为进入颈椎横突孔到出横突孔的部分。位于 $C_{2\sim6}$ 脊神经前支的前方,周围有神经丛和静脉丛。椎动脉在上行中发出椎间动脉,经椎间孔进入椎管,分为前、后和中间三支。前支在椎体后方形成血管网分布于椎体及其骨膜等;后支沿椎管后壁走行并参与构成血管网分布至局部骨质及骨膜等;中间支又形成前、后根动脉,以营养脊髓及被膜。

颈椎椎体两侧的钩椎关节,位于椎动脉的前内方,该关节骨椎形成时,易压迫椎动脉,使其歪斜、扭曲,造成管腔狭窄,严重者甚至可完全闭塞。临床观察发现,C_5 横突孔距离椎体较近,因此,该处发生钩椎关节增生更易压迫椎动脉。该段血管壁周围有丰富的交感神经节后纤维缠绕,易因椎动脉受压迫或直接受刺激而出现交感神经症状。椎动脉神经丛,伴随椎动脉达颅内,分布于基底动脉,故此神经受损,可产生椎—基底动脉缺血。

3. 枕段

枕段为椎动脉出横突孔到入枕骨大孔,位于枕下三角内的部分。椎动脉从寰椎横突孔上方穿出,向后绕过寰椎的侧块(上关节突),到寰椎后弓上面外侧的椎动脉沟内,然后转向前方,穿过寰枕后膜向外上行,经枕骨大孔入颅腔。枕部椎动脉的前方有头侧直肌和寰椎的侧块的上关节突,后方有头上斜肌、头后大直肌和头半棘肌覆盖。C_1 脊神经在椎动脉与寰椎后弓之间,沿椎动脉沟,自椎管内穿出。该节段椎动脉的分支有肌支和走向颅后窝的脑膜支。此段椎动脉环绕寰椎上关节突,先后位于关节突的外侧、后侧和内侧,迂曲较大,故头颅转动时,该动脉受牵拉而狭窄,影响血流通过,可产生头晕等症状。上述诸肌紧张痉挛时椎动脉也可受压变窄,影响椎动脉血液循环。

4. 颅内段

颅内段从枕骨大孔向上绕到延髓前内上行,达桥脑下缘,和对侧同名动脉汇合形成基底动脉。颅内段动脉的主要分支有:①脊髓前动脉在左右椎动脉汇合形成基底动脉之前,各分出一支,在延髓前方下行一段,汇合成一条脊髓前动脉,供血于脊髓前部;②脊髓后动脉在椎动脉入颅后沿延髓前外侧面上行时发出,左、右两条脊髓后动脉平行地沿脊神经后根基部内侧下行至脊髓末端,供血于脊髓后部;③小脑后下动脉为椎动脉颅内段最大的分支,由两侧椎动脉在汇合成基底动脉前发出，主要供应小脑下面后部和延髓背外侧部。该动脉行程弯曲，较易出现血栓形成。

二、基底动脉

由两侧椎动脉在桥脑和延髓交界处汇合而成。椎动脉和基底动脉在解剖学上界限比较清楚，但由于血管是延续的，故从功能及临床上相互影响。所以，基底动脉的供血范围，也可视为双侧椎动脉的供血范围。基底动脉的分支主要有：

① 小脑下前动脉，自基底动脉始段发出，供应小脑下面的前部。

② 小脑上动脉，近基底动脉的末端分出，绕大脑脚向后供应小脑上部。

③ 桥脑动脉，为一些细小的分支，供应桥脑及底部。

④ 内听动脉，是左右椎动脉汇合成基底动脉后分出的细长而迂曲的分支，发自小脑下前动脉，供血于内耳，故椎动脉型颈椎病影响内耳血运时，易出现耳鸣、听力减退。

⑤ 大脑后动脉，是基底动脉分出的两终支，各绕大脑脚向后，沿海马回钩转至颞叶和枕叶内侧面。皮质支分布于颞叶的内侧面、底面和枕叶，中央支由起始部发出，经脚间窝进入脑实质，供应背侧丘脑、内侧膝状体、外侧膝状体、下丘脑和底丘脑等。大脑后动脉起始部与小脑上动脉根部之间夹有动眼神经，当颅内压高时，海马回钩移至小脑幕切迹下方，压迫并牵拉动眼神经，可导致动眼神经瘫痪。

三、大脑动脉环

大脑动脉环由前交通动脉、两侧大脑前动脉起始段、两侧颈内动脉末端、两侧后交通动脉和两侧大脑后动脉起始段在蝶鞍的上面环绕视交叉、灰结节及乳头体而形成的动脉环，又称 Willis 环。此环连通两侧颈内动脉系与椎—基底动脉。正常情况下，来自两侧颈内动脉和椎动脉的血液各有其供应区，相互保持正常的平衡。当构成此环的某一动脉由于某种原因引起血流减少甚至阻断时，在动脉环发育良好的情况下，血液可通过此环而重新分配，建立新的平衡，得到一定的代偿。如当颈内动脉系发生缺血性脑血管病时，会通过后交通动脉由椎—基底动脉系得到补偿，而颈内动脉系的缺血症状得以缓解，若补充血液过多，反而引起椎—基底动脉系出现缺血症状；反之，当椎—基底动脉系发生缺血性脑血管病时，亦可通过后交通动脉从颈内动脉系得以血液补偿，椎—基底动脉系的缺血症状得以解除，同样，若得到补偿的血液过多，会导致颈内动脉系缺血，从而出现颈内动脉系缺血症状，此现象称为“盗血综合征”。因此，当颈椎病导致椎—基底动脉缺血时，有时可能因为盗血而引起颈内动脉系缺血的症状。

椎动脉型颈椎病在临床上是比较常见的。当椎动脉和基底动脉同时供血不足时，出现眩晕、恶心和呕吐等症状，体征有水平性眼球震颤，一侧肢体力弱和腱反射亢进等。基底动脉供血不足，临床表现主要为中脑病变，如动眼神经受累，可出现部分眼肌瘫痪、复视和视物不清等。当椎动脉供血不足时，可发生猝倒，摔倒时多无意识丧失，能自行站起，多因突然颈部向某一方向过度活动，反向活动后症状即消失。颈部椎动脉阻塞的原因较多，有系动脉硬化性瘢痕所致；有系颈椎骨刺、颈椎螺旋式移位或椎间盘侧方突出压迫椎动脉使其扭曲狭窄，还有因为寰椎与枢椎间的运动过度致椎枕肌群痉挛及椎动脉周围的交感神经受刺激而使椎动脉痉挛所致。

第五节　颈部脊柱的生物力学

脊柱在人的直立行走中不断得到进化和修正，同时在日常活动及运动中承受弯曲、挤压、牵拉、剪切和旋转应力。脊柱的三个主要生物力学功能是传导载荷、维持空间活动和保护脊髓。维持脊髓稳定有内源性稳定和外源性稳定，内源性稳定靠椎间盘和周围韧带，外源性稳定靠有关肌肉特别是胸腹肌。内源性稳定是在一个小范围内的作用力与反作用力之间的平衡，椎间盘髓核内的压应力使相邻椎体分开，而纤维环及其周围韧带在抵抗髓核的分离压应力情况下，使椎体靠拢，这两种不同方向的作用力使脊柱得到较大稳定。失去内源性稳定，脊柱的变化较缓慢。外源性稳定是在大范围内的维持脊柱平衡，失去稳定性，则脊柱不能维持其正常功能。这样看来，脊柱外源性稳定较内源性稳定重要。

颈椎椎体小，周围的神经血管丰富，近端与相对稳定的胸椎相连，远端上接颅底，稳定性较差，很容易受到内力和外力的影响。

一、颈椎的生物力学特点

脊柱的结构特点，使其能更符合承受较大负荷的能力。外部负荷作用于脊柱，椎骨和椎间盘即产生应力和应变。椎骨的弹性模量明显大于椎间盘，使得椎间盘更易产生应变。当椎体承载后，载荷可从椎体上方的软骨终板，经过椎体外壳的皮质骨或中部的松质骨，而传递到下方软骨终板。下方软骨终板再将载荷传递于髓核，髓核则将载荷压力分散到周围的纤维环和下位椎体的上方软骨终板,从而实现载荷应力的传递。

在直立状态下,颈椎所受压应力主要来自于头的重量,当头处于不同状态下,随着力矩的变化,压应力在椎体分着力点发生变化,压应力作用于某一点的时间过长,则会导致该处出现增生变化。临床还发现:晨起时,椎间盘处于高度水化状态,颈脊柱屈曲位时,受到外力负荷易致颈脊柱损伤。

1. 椎体

椎体的强度一般随着年龄的增长而降低,特别是40岁以后。研究表明,骨的矿物质含量与骨的强度有着极其密切的关系。

(1) 皮质骨

皮质骨是椎体周围骨质,椎体的强度随着午龄增长而降低,20～40岁,椎体强度的降低率很快;40岁以后,强度改变较为缓慢。40岁以前,皮质骨承载小于松质骨,40岁以后,皮质骨则大于松质骨承载。这种强度的改变,说明随着年龄的增加,椎体的韧性在不断降低而脆性在不断提高。老年性骨质疏松后,椎体容易发生压缩性骨折。

(2) 松质骨

椎体的松质骨可承受很大的压缩载荷,强大压力使椎体松质骨在断裂前易变形,而相应的皮质骨壳的变形较少,故椎体损伤可发生皮质骨断裂,而松质骨被压缩。

(3) 软骨终板

在脊柱的正常生理活动中,软骨终板承受着很大的载荷。软骨终板在疲劳试验中有1/3标本发生软骨终板断裂伴髓核突出,而且断裂多发生在年龄比较小的标本上。断裂有3种形式:中心型、周围型及全板断裂型。中心型在没有退变的椎间盘中最多见,全板断裂多发生于高载荷时,周围型多见于有退变的椎间盘。

2. 椎间盘

颈椎间盘在颈椎长度中占1/5到1/4,椎间盘内所含的髓核在相邻椎体间起着缓冲垫的作用,不同的载荷,使其产生相应的形变,以吸收冲击、稳定脊柱。椎间盘是脊柱的主要承载结构。脊柱承受较小的负载时,由于椎间盘的弹性模量小于椎体,易发生变形,因而起到吸收震动、减缓冲击和均匀分布外力的作用。当载荷突然增加到一定程度时,骨骼首先受到破坏,软骨板发生骨折。

椎间盘的抗压缩能力很强,腰椎间盘能承受的最大压力:青年人约为630千克,老年人约为160千克;颈部椎间盘与后方的小关节面共同承担压缩性载荷,前者承受的力量远远大于其上部的体重(约2～3倍)。颈椎活动时还要加上动力性载荷,可使椎间盘载荷达静态位置时的2倍。椎间盘的抗压能力很大，但对扭曲力的耐受力较差，因此，扭转暴力是造成椎间盘损伤的主要原因。扭转和弯曲载荷对椎间盘的破坏程度要比压缩载荷大得多，当扭力和压缩力同时起作用时，纤维环破裂，髓核突出。

椎间盘的运动轴在髓核处。髓核的位置可随脊柱运动的方向而改变，脊柱前屈时，椎间隙前方变窄，髓核向后移动，后方纤维环承受压力增加；脊柱后伸时，后方椎间隙减小，髓核向前移动，前方纤维环压力增加；脊柱侧屈时，髓核移向凸侧；脊柱旋转时，纤维环斜形方向的纤维按运动的相反方向受到牵张，而与此方向相反的纤维则得到松弛。颈椎生理性前凸，颈椎间盘在中立位时前高后低，屈曲时，因受后纵韧带、棘间韧带和关节囊等后部结构的限制，椎间盘后侧高度增加幅度较小；伸展时颈椎间盘前侧高度明显增加。

髓核为黏弹性物质，具有蠕变和滞后现象。蠕变现象是指物体承载后，即使载荷不变，该受力体仍将随承载时间的延长而持续变形；而滞后现象为物体反复承载和去载时能量丧失的一种现象。椎间盘借此作用吸收载荷能量，从而可以防止损伤。当椎间盘变性，对水的亲和能力也随之降低时，将导致弹性降低，逐步丧失储存能量和分布应力的作用，抗载能力也随之减弱。颈椎间盘突出后，使椎间隙变窄、颈椎高度丢失，进而加重黄韧带内皱，可使椎管有效容量变小，压迫脊髓而引起相应症状。

3. 小关节

关节与椎间盘的载荷分配随脊柱姿势改变而不同，过伸位时小关节承担的压缩负荷最大，从前屈位到后伸位，小关节的承载在0～33%之间变化，前屈时小关节面分离，载荷主要由关节囊韧带承担。中立位时小关节大约承担8%的载荷。小关节对于维持脊柱的前屈稳定也有重要意义，一般认为，因小关节面的方向不同，各平面小关节在脊柱稳定中所起的作用也不完全相同。由于$C_{1\sim2}$小关节呈水平状态，故有利于旋转活动，但由于其不稳定，易引起脱位。其余椎节小关节之关节面与冠状面及横断面呈45°角，故其屈伸、侧弯和旋转活动较好。

4. 韧带

脊柱的韧带有不同的功能。首先，要保证准确的生理运动及固定相邻椎体的位置姿势；其次，限制过度的活动以保护脊髓；最后，在快速高载荷的创伤环境中保护脊髓。这些不仅需要韧带限制椎体的位移，而且需要吸收突然施加的大量能量。而颈椎的韧带承担着其绝大部分的张力负荷，并与椎间盘一起提供脊柱的内源性稳定，使其活动保持在正常限度之内。除黄韧带以外，延伸率极低。

（1）前纵韧带和后纵韧带

前纵韧带和后纵韧带是人体内两条最长的韧带，前纵韧带的强度约为后纵韧带的 2 倍，它们协同作用能有效防止脊柱的过度屈伸运动，对于稳定椎体起着重要的作用。其力学强度随着年龄的增长而降低，同时吸收能量的能力也下降。

（2）黄韧带

黄韧带主要由弹性纤维构成，可以允许较大范围的活动而不发生永久变形。研究发现，黄韧带在前屈时应变最大，然后是侧弯，扭转时黄韧带应变最小，后伸时黄韧带短缩。黄韧带在长度变化时伴有厚度的改变，屈颈位时变薄，伸颈位时增厚并突向椎管。由于其与椎间盘的活动中心有一定距离，因此黄韧带的张力可使椎间盘内出现静止应力，从而有利于颈椎的稳定。这一点有很重要的临床意义，当脊柱从完全屈曲突然变成完全背伸时，高弹性的黄韧带可以减少脊髓的损伤。

（3）韧带的生物力学机制

前纵韧带、后纵韧带和黄韧带具有相同的生物力学功能，它们的载荷—变形曲线均为非线性，随着载荷的增加而坡度变陡。韧带在脊柱的功能活动中起着重要作用，以最小的抵抗及能量的消耗保证脊柱在功能范围内的一些缓和运动，而在创伤环境中则为脊髓提供最大的保护。韧带的脊柱稳定作用不仅取决于它的生物力学性质，而且也取决于其位置以及载荷的状况。韧带距旋转中心的距离越远，提供的稳定性就越大，例如，棘间韧带对前屈与旋转稳定性有显著作用，但对后伸载荷无抵抗作用。

二、颈椎的活动度

颈椎是脊柱活动度最大的部分，而且个体差异颇大，尤其与年龄、体型、锻炼情况有密切关系。

1. 屈伸度

颈椎的屈伸活动，是上一椎节下关节面在下一椎节上关节面上前后滑动及向其他方向位移的范围。过度前屈则受后纵韧带、黄韧带、棘间韧带、项韧带和颈后肌群的限制；而过度后伸则受前纵韧带和颈前肌群等阻止。正常情况下每节活动范围相差较大，颅颈段屈伸度为 13°左右，$C_{1\sim2}$ 10°左右，$C_{2\sim3}$ 8°左右，$C_{3\sim4}$ 13°左右，$C_{4\sim5}$ 12°左右，$C_{5\sim6}$ 17°左右，$C_{6\sim7}$ 16°左右，$C_7\sim T_1$ 9°左右，从上面的数据看出，$C_{1\sim3}$ 伸屈范围最小、$C_{5\sim7}$ 伸屈范围最大。

2. 侧弯

各椎节侧弯活动度，其主要依靠双侧关节囊和附近的韧带与肌肉相互制约及协同而完成侧向弯曲活动。寰枢椎由于关节面的特点，几乎无侧弯活动。其他各节段的侧弯角度差别不大，在7°～11°之间。

3. 旋转

颈部的旋转多发生在寰枢椎之间，此节段有4个独立的关节面构成，通常其旋转运动最初只通过一个齿突所构成的垂直轴运动，使该节段可向左右各位移45°左右。当头向一侧倾斜的同时再向相反方向做轴向旋转时，寰椎向枢椎的侧前方移动，穿行于这两个椎体之间的动脉可被牵拉变窄，引起头晕、恶心、耳鸣、视力障碍等症状。

三、脊髓的生物力学特性

脊髓位于椎管内，表面有软脊膜包裹，借助齿状韧带悬于充满脑脊液的硬膜囊中。脊髓上接延髓，下有终丝固定，两侧有神经根丝发出。

1. 脊髓的延伸性

脊髓在无软脊膜包裹时其特性犹如半流体性黏聚体，而包裹软脊膜后的脊髓则具有特殊力学特性的结构，和脑组织一样具有可测量的弹性。脊髓的载荷——长度曲线有明显不同的两个阶段：初始阶段，很小的载荷即可产生大的变形，伸度性是脊髓具有手风琴样结构特点所形成，脊髓可在很小的外力作用下折叠或展开；但在第二阶段，相对较大的载荷只产生较小的变形，此时脊髓的展开或折叠已达极限，脊髓内承受张应力。横断的脊髓可部分回缩，说明脊髓本身具有内在的张力。脊髓受压时，开始很小的力即可形成明显的缩短变形，其后弹性阻力增加，直到塌陷。脊髓的载荷——长度曲线的非线性区域的前部是非线性弹性区，即去除载荷后脊髓不能完全恢复其原有状态。载荷进一步增大，去除载荷后脊髓则呈不可逆的变形状态。

2. 颈椎运动与脊髓形态的关系

骨性椎管的长度随着脊柱伸屈和侧弯而改变，颈部椎管在屈位时伸长，而伸位时缩短。与中立位比较，屈位时椎管中线的长度增加，椎管前壁的长度稍增加，而椎管后壁增加最多。伸位时椎管前壁、中线和后壁均缩短，但椎管后壁短缩最明显。伸、屈位椎管后壁长度相差可达40毫米，达椎管全长的40%左右。脊髓长度改变的同时伴有其截面积的变化，其截面在伸位时增大，屈位时变小。颈由全屈转为全伸位时，脊髓截面从接近圆形变为椭圆。屈头颈时可伴脊髓被牵拉延长，以$C_{3\sim6}$脊髓节段最明显，平均可延长原长度的10%左右。随头颈屈曲度增加，脊髓在矢状位向后移动所需力量亦明显增大，故当椎体后缘增生时，可使脊髓受压而产生相应症状。

3. 脊髓周围软组织的作用

脊髓借助齿状韧带悬挂于硬膜囊内，齿状韧带对脊髓具有支持和限定作用。脊柱在完全屈位时，脊髓、齿状韧带和神经根均处于生理牵张状态。由于齿状韧带向下倾斜，韧带上的张力对脊髓的轴线可分解为两个分力。轴向分力与脊髓所承受的张力相平衡而有助于减少脊髓的受拉，成对的横向分力则相互平衡保持脊髓位于椎管的中线处。齿状韧带和神经根及脑脊液均具有最大限度地防止脊髓与骨性椎管的碰撞和减震作用。齿状韧带具有一定弹性，其载荷—长度曲线可分为两部分。载荷较小时，延长相对较明显；而载荷达一定程度后，其相对延长较少，直到断裂。软脊膜包裹脊髓使其具有固定的解剖形态，软脊膜的载荷—长度曲线则与齿状韧带相反，加载小时长度变化亦小，加载增大到一定程度则可迅速延长。硬膜弹性模量较大，而且依部位不同有所差异，颈段硬性模量小于腰段，屈颈时硬膜囊长度的变化在 $C_{2\sim5}$ 最明显，脑脊液和硬膜外脂肪通过缓冲和吸收外力对脊髓具有保护作用。

四、颈椎损伤及颈椎病有关的生物力学

生物力学在临床医学的应用越来越广泛，脊柱生物力学在多方面取得了较大进展，为研究脊柱疾患的发生、发展、诊断及治疗等提供了丰富的理论资料。

1. 颈椎损伤类型与外力的关系

颈椎承受屈曲外力可产生椎体前脱位、单纯楔形压缩骨折、屈曲泪滴状骨折，也可表现为复合损伤，如椎体楔形变伴上位椎体的前脱位。颈椎受外展致伤外力，则可表现为伸展泪滴状骨折、伸展性骨折脱位、寰椎后弓骨折、枢椎椎弓根骨折。当受到屈曲加旋转外力时，旋转以健侧为中心，致关节囊破裂，韧带、椎间盘损伤，急性髓核突出，关节突绞锁等。在伸展旋转复合外力作用下，暴力集中在颈椎中下部的关节突上，使侧块发生垂直骨折。在垂直暴力的作用下则可产生寰椎挤压分离骨折、椎体的爆裂性骨折及髓核突出等，除与外力作用方式有关外，颈椎损伤还与暴力大小有密切关系。脊柱的运动并非单纯屈曲或旋转，而是三维的，其损伤过程不断变化，颈椎损伤就具有多样性。

2. 颈椎病变的生物力学基础

(1) 颈椎病变与生物力学的关系

脊髓在椎管内处于松弛与固定两者巧妙的平衡之中，不仅侧方有较宽敞的空隙，前后方也留有相应的余地。如果外伤、炎症与先天性因素导致颈椎结构、关节顺列等病理改变以及久而久之导致颈椎的退变所造成的产物超过了椎管原有的缓冲间隙，则可使这一生物力学平衡被破坏而出现症状。这些致压因素可来自脊髓的前方，诸如骨赘和突出的椎间盘等，亦可来自脊髓的后方，如增生

内皱的黄韧带等，并随颈椎运动而变化，如屈颈位时颈脊髓前方的有效代偿间隙缩小，骨刺等对脊髓的压迫加重。

（2）椎动脉血供异常与生物力学的关系

横突孔位于靠近颈椎矢状活动平面的近轴心处，因此当颈椎作屈伸活动时，椎动脉第 2 段不会受累。但在侧弯或旋转时，如果处于正常状态，由于关节一横突角度的自控作用，不致引起同侧椎动脉受压和对侧拉长。在增生、不稳等情况下失去此种自控作用，则可造成同侧椎动脉受压或对侧受拉而出现症状。

（3）退行性变的好发部位与生物力学的关系

在颈椎仰伸状态下侧位 X 射线片，可以显示出 C_2 椎后缘之垂直线与 C_7 椎后缘之垂直线，两者相交于 $C_{4\sim5}$ 椎间隙，表明此处所承受的压力与扭曲力最大。但如果前屈，则最大的压力和扭曲力位于 $C_{5\sim6}$ 椎间隙。由此可见，长期屈颈位工作者，由于 $C_{5\sim6}$ 处于高压力与高扭曲状态下，最易也最先引起退行性变，尤其是椎体后缘及钩椎关节处，这与临床所见完全一致。

（4）治疗方法与生物力学的关系

颈椎病的治疗方法有多种，在选择或判定某种方法时，除了其他基本方面需考虑外，还必须从生物力学的角度获得合理的解释。例如牵引的力线、制动的范围、手法整复的力度、手术途径的选择、切骨范围的决定以及采取何种融合术式等，以使治疗方法更为合理与完善。然而，从颈椎病的治疗历史来看，它是以手术治疗开始，逐渐出现了多种非手术疗法而取得了可喜的疗效。但是，目前存在的问题之一，是手术选择过度，致使不少不需手术的病例采取手术治疗。上海骨科泰斗赵定麟教授亦明确提出“非手术治疗 3 个月无效时，再考虑手术治疗”。

第三章　颈椎病的病因机制

第一节　颈椎病的中医病因病机

颈椎病属于中国传统医学的痹证、痿证、眩晕等范畴。颈椎病的颈、肩、臂疼痛症状，以痹证为主要表现形式。

一、病因

颈椎病多以风、寒、湿三气杂至，外伤、慢性劳损为主要致病原因，《素问·痹论》指出："所谓痹者，各以其时，重感风寒湿之气也。"还说："风、寒、湿三气杂至，合而为痹。其风气胜者为行痹，寒气胜者为痛痹，湿气重者为着痹也。"颈椎病也与患者体质状况有关，如身体虚弱，腠理空疏、卫外不足、年幼或年老肝肾虚弱、精血不足、脾胃虚弱、饮食劳倦而致气血虚弱、肝肾亏虚、发育不良等因素不耐邪侵有关，故严用和在《济生方》中说："皆因体虚、腠理空疏，受风寒湿气而成痹也。"

1. 内因

内因为颈椎病发生的根本原因，有肝肾不足、气血虚弱、饮食失调、七情内伤及颈部发育异常等因素。

(1) 肝肾不足、精血亏虚

多由于先天禀赋不足，肾气亏虚，年幼、肾气未充，或年老肾气已虚，或久病及肾、肾精不足所致。

① 肝藏血、主筋：肝血濡养筋。肝血虚，血不养筋，则出现颈部筋或拘急挛缩，屈伸不利、活动不灵，易于落枕等，或出现弛缓萎软无力，如《中藏经·五痹》曰："筋痹者，由怒叫无时，行步奔急，淫气于肝，肝失其气，因而寒热所客，久而不去，流入筋会，则使人筋急，而不能行步舒缓也。"《素问·痹论》曰："痹……在

于筋则屈伸不利。”

② 肾主骨、生髓：肾精气充足以养骨，如《素问・上古天真论》曰：“女子七岁，肾气盛，齿更发长……三七肾气平均，故真牙生而长极，四七，筋骨坚，发长极，身体壮……七七任脉虚、太冲脉衰少，天癸竭，地道不通，故形坏而无子也。丈夫八岁，肾气实，发长齿更……三八，肾气平均，筋骨劲强，故真牙生而长极，四八，筋骨隆盛，肌肉满壮，五八，肾气衰，发堕齿，稿七八，肝气衰，筋不能动，天癸竭，精少，肾脏衰，形体皆极。”肾气虚，精少，骨髓不充，则骨惫懈惰，疏松无力。《素问・长刺节论》曰：“病在骨，骨重不可举，骨髓酸痛，寒气至，名曰骨痹。”

(2) 气血虚弱，筋失所养

多由脾胃虚弱，化源不足，不能化生而见气血虚少，以致气血两虚，或年老体虚，或素体虚弱、气血不足，或久病不愈、气血两虚，或病后失养、气血亏虚，或因失血而见气血不足，或肾气不足、先天不能充养而致后天不足，气血两亏。《难经・八难》曰：“气者，人之根本也。”《灵枢・本脏》云：“血和则筋骨劲强、关节清利矣。”气是构成人体，维持人体生命活动最基本物质，是人体生命代谢，功能活动的动力。如气功能不足，则化生血液不足，血虚不能载气、气得不到水谷精微的持续补充而致气虚，最终形成气血两虚，颈部失于护卫则风寒湿邪侵袭，失于温煦则发凉怕冷，失于推动则血行迟缓、涩滞，甚至瘀阻于颈、失于滋润、濡养则筋肉紧张、拘急、痉挛、屈伸不利、骨疏松脆弱痿软。故《医权初编》曰：“人之生死，全赖于气，气聚则生，气壮则康，气衰则弱，气散则死。”

(3) 饮食失宜，痰湿内生

饮食化生的水谷精微是化生气血，维持机体生长、发育，完成各种生理功能活动的物质基础。《素问・痹论》曰：“饮食起居处，为其病本。”脾胃主受纳腐熟水谷、运化水谷精微的器官，脾胃健运则运化正常，一方面水谷精微得以化生气血布散全身，为全身提供营养，另一方面水湿得以运化而不致停聚。若饮食失宜，或饮食不节，或饮食不洁，或饮饱无度，或过食生冷，或饮食偏嗜等损伤脾胃，导致脾胃受纳腐热失职，运化失常。一方面运化水谷精微、化生气血不足，颈部肌肉失于滋养或软弱无力，或紧张拘急。另一方面水湿内停，日久湿聚为痰为饮，形成痰湿，痰湿流注颈部，壅遏气血、痹阻经络筋骨，颈部或疼痛重着，或发为头晕。

(4) 七情内伤，气滞血瘀

喜、怒、忧、思、悲、恐、惊七种正常的情志活动，是人的精神意识对外界刺激的反应。七情在正常的范围内活动，是正常的生理反应，不会致病，当其超过人体正常的生理反应范围，如工作过度紧张，长期压力过大，或工作生活环境不和，长期郁闷不舒，或存有疑虑，长期思虑过度，或情绪过激，脑怒过度，或生活所困，忧愁过度等七情内伤，使人体气机运行紊乱，脏腑气血失调，情志疏泄失职，肝气郁结郁滞，气滞则血瘀，形成气滞血瘀证。可见或烦躁易怒，或郁闷寡欢，或胀痛，或刺痛，颈部气滞血瘀，瘀血内停，新血受阻则不达，筋脉失养而出现颈、臂、背疼痛，麻木，颈活动不利，并随情志活动的波动而病情加重。

2. 外因

外因为颈椎病产生的重要条件，主要有风寒湿邪侵袭、外伤、劳损等。

（1）风寒湿邪的侵袭

多由久居风寒湿地，或汗出当风，或夜卧被盖不严，或气温骤降，不加衣被，或爱美衣领过低，或跌扑闪挫，或枕高低不适，颈部劳伤，或空调温度过低，电扇风过大，时间过长等原因使风寒湿邪侵袭人体，痹阻于颈部，颈臂气血不通，不通则痛，出现颈部、上肢、上背疼痛酸楚等。

风寒湿邪侵袭人体，因发病季节不同，病人禀赋有别，体质虚实寒热的差别，以及颈椎病发展转归而异，风、寒、湿三气各有所主，临床表现各不相同。有的以风为主，颈臂疼痛游走不定，或颈、或肩、或背、或臂、或内侧、或外侧等；寒气为主，疼痛固定不移，疼痛拒按，冷痛，喜热恶冷；湿气为主，疼痛酸沉重着，缠绵难愈。临证中，风、寒、湿邪可单独出现，亦可夹杂出现，或风寒并重，或寒湿并存，或以风为主，兼见寒湿，或以寒为主，兼见风湿，或以湿为主，兼见风寒等。亦有患者，素体有热，或风寒湿痹阻日久，郁而化热，而兼见热象者。

（2）外伤

颈部脊柱较小，肌肉韧带也较细弱，活动幅度又大，容易造成外伤。颈部外伤有：一是直接外伤，如挤压伤、撞击伤等直接作用于颈部。另一种是间接外伤，如跌扑闪挫、扭伤，亦有颈部手术造成创伤，或颈部手术后未完全修复等。

颈部外伤后，势必内伤，先及皮肉，次及经脉、皮肉筋脉的损伤，导致血溢脉管之外，形成局部气滞血瘀，导致颈部疼痛、拒按，活动受限。若损伤较轻，治疗及时得当，且则离经之血，得以消散吸收，经脉畅通，气血畅达，颈痛消失，活动恢复正常。《灵枢·本脏》曰："血活则经脉流行，营及阴阳、筋骨劲强，关节清利矣。"若损伤较重，或失治、误治，血脉损伤，血外溢于肌肉筋脉，得不到及时消散吸收，留滞日久，必机化内结成块，或形成结节状，条索状硬物，或骨化增生，或筋肉粘连，影响颈部功能，产生疼痛等。颈椎手术后的瘢痕、粘连、挛缩，影响颈部的功能而出现颈部麻痛、活动不利等，故颈椎病多考虑保守治疗方法。

（3）慢性劳损

多由于枕头过高或过低，或长时间颈部保持一种姿势，或长时间低头工作，或学生书包过重，或书包背偏等颈部不良姿势时间过久所致。长期颈部姿势不正，或持续的劳累，超过了颈部肌肉筋骨的耐受范围和抵御能力。初起是某一筋、肌肉被积劳损伤、功能活动减退或部分丧失，将由其他筋、肌肉来代偿，造成其他筋或肌肉的负担过重，日久必然致其他筋、肌肉的慢性损伤，如此环境，导致颈部肌肉、筋失于代偿，多条筋肉的积累性损伤，各筋肉间的功能不能协调配合。一方面局部气血因损伤而瘀滞，另一方面血从损伤的筋肉多次微量溢于脉外，又不能被消散吸收，形成瘀血粘连，瘀血阻滞，新血不达，筋肉失于气血的滋养而紧张拘急，功能更下降，更不耐活动量的过大过久，如此造成恶性循环，使颈部筋肉广泛性积劳损伤，活动障碍。而筋肉的损伤拘挛，使颈部骨骼牵拉不平衡，骨骼的结构发生变化，更影响周围筋肉的功能，最终导致颈部从形成来讲，骨、筋、肉的形态结构改变，运动不协调，屈伸不利，甚至活动受限。

3. 内、外因之间的关系

临证中，内因与外因相互影响，互为因果，诱发或加重颈椎病。外因是形成的条件，内因是形成的根本，外因通过内因而起作用。

(1) 风寒湿邪与外伤、劳损的关系

颈部的外伤或慢性劳损，筋骨经脉损伤，血脉痹阻，气血运行不畅或不通，颈部筋肉得不到气血的滋润濡养而气血俱虚、营卫失调、肌腠空虚，不耐外邪，风寒湿等外邪易乘虚侵入，流注经脉筋肉，痹阻于颈，从而诱发或加重颈椎病的疼痛、麻木和功能障碍，故常见外伤或劳损后形成的颈椎病阴雨天或受凉后加重。反之，风、寒、湿等外邪侵袭颈部，气血郁滞，局部气血运行不畅，肌肉筋脉失于气血的滋润营养而拘急，相互间功能失于协调，不耐外力牵拉，只要较轻的外力和慢性劳损即可产生新的损伤，使已有的颈椎病加重，或加速诱发颈椎病，故临床上由风寒湿等外邪引起的颈椎病遇外伤、劳累后加重。

(2) 风寒湿邪与气血虚弱、肝肾不足的关系

气血虚弱、肝肾不足、阴精亏虚则机体功能减退，体表腠理空虚，卫外防御功能不足，风、寒、湿等外邪易于侵袭。反之，风寒湿邪侵袭伤及正气，导致气血被耗，肝肾阴精受损，局部肌腠体表郁滞、经脉痹阻，血行不畅，气血供给不足，颈部气血更虚，筋肉、骨骼失于滋润、濡养、温煦则拘急、紧张、屈伸旋转活动不利。

(3) 气血虚弱、肝肾不足与外伤、劳损的关系

气血虚弱、肝肾不足、阴精亏虚，颈部筋失于濡养则坚韧之性不足，骨失于充养脆弱退化，坚硬支撑能力减退，肌肉失于濡养则痿软无力，弹性降低，不耐外力，稍有外力过大，甚至正常的生活、工作姿势过长，就有可能导致筋脉肌肉的损伤，气血瘀阻，形成颈部疼痛、功能障碍和骨质的退变。反之，外伤、慢性劳损，导致颈部筋肉损伤、气滞血瘀，经脉瘀阻，气血、精血难以布达，局部气血更

虚，筋骨肌肉失于滋润濡养，功能更差，不耐外力，更易损伤，形成恶性循环，加重颈椎病的症状。

(4) 内伤七情与外伤劳损的关系

七情内伤，气机升降失常，郁闷寡欢；局部气机郁滞，气血运行不畅或不通，甚至气滞血瘀，痹阻于颈，颈部筋肉功能失常，稍遇外伤、劳损，可诱发颈部疼痛。反之外伤或慢性劳损，筋骨肌肉损伤，血溢脉外，瘀血内停，气机运行受阻，稍有情志刺激，气机运行更阻，导致瘀血更重，颈部疼痛、麻木更重。

(5) 内伤七情与饮食失调的关系

七情内伤，气机运行紊乱失常，一方面肝失疏泄，肝气郁结，木气乘土，造成脾胃虚弱，饮食失节，运化，失职，水湿内停而为痰为饮。另一方面气机郁滞，气滞血瘀，经脉不畅，水湿运行受阻而停留，聚而为痰。反之，饮食不调、损伤脾胃，脾失健运，水湿内停而为痰饮，痰饮流注筋肉经脉，阻碍气机，壅阻气血，导致瘀血内停，影响情志活动，诱发或加重颈椎病。

第二节　颈椎病西医的病因病机

颈椎病病因较复杂，外伤是致病的主要因素。外伤分为急性损伤和慢性损伤。马奎云等在 2 000 多例的颈椎病的病因调查中发现：约 65%的病例有头颈部急性外伤史，35%有慢性损伤史。临床研究发现外伤可以直接引起颈椎异常改变，如颈椎间盘突出、寰枢椎半脱位、颈椎间孔缩小、椎体水平移位及螺旋式移位等。急性外伤造成颈椎异常改变后，很长一段时间不出现临床症状或只有轻微临床症状，这样很容易被忽视，久之，导致或加重颈椎退行性变，病变在不同诱因下发生临床症状，而且症状的复杂性远超出传统颈椎病的范畴。

一、颈部外伤

1. 急性损伤

(1) 高处跌落

如由楼梯上、房上、树上、山上、建筑支架上跌下，滑坐地上，儿童在沙发、床上蹦跳头着地跌下等。

(2) 碰撞

砖、水泥块或其他抛物碰击，头撞墙、树，车祸，滑倒头碰地，拳击，棍、锤击头部等。

(3) 甩鞭式伤

如急刹车或向前跌跤时手撑地导致颈部甩鞭式伤。

(4) 自然灾害

地震、龙卷风、海啸等所造成的意外。

(5) 医源性损伤

不得法的推拿等手法操作。

根据伤势的轻重不一,其后果有明显不同。

① 严重损伤。多由强烈暴力所致。除造成脑挫伤、颅内出血、脑震荡外,依力的方向与人体状态不同,而引起颈椎屈曲、过伸及螺旋性损伤。

② 一般损伤。指常规检查未发现颈椎骨关节有明显器质性改变和颅脑挫伤。

a. 寰枢椎半脱位:头颈后部受力可能导致寰枢后韧带撕裂而引起齿突向后脱位。头部侧方受力,易导致齿突向侧方移位,刺激、牵拉或压迫交感神经传出纤维,引起头痛、头晕、神经症群及肢体感觉、运动障碍等。b. 生理曲度改变:损伤所造成的颈椎椎节不稳,使颈椎失去正常的曲度,轻者称为颈椎生理曲度变直,较重者称为生理曲度消失,甚至造成颈椎后凸。颈椎曲度的改变可刺激、牵拉交感神经传出纤维,交感神经功能障碍进而导致脑部血管,尤其是椎—基底动脉系血管舒缩障碍,或由于颈椎顺列改变直接影响了脑部供血。轻者可暂无临床症状,仅可诱发或加剧颈椎的退行性变;重者低头工作、学习历时稍长即感颈部不适或酸困、头昏;再重者可出现头痛、记忆力减退、注意力不集中、睡眠障碍等症候。c. 髓核突出:多数表现为椎管前方形成高压、韧带骨膜下撕裂、出血,甚至硬膜外出血而刺激窦椎神经,出现根性或颈部症状。d. 颈椎螺旋式移位:多见于头颈部受到旋转式外力引起。螺旋式外力可引起关节突关节脱位,可发生在一侧,亦可为两侧同时脱位。一侧脱位是由于生理性的侧弯与轴向旋转耦合,棘突向脊柱生理弯曲的凸侧移动,一侧关节突向下方移位,另一侧向上方移动并且发生脱位。双侧脱位见于屈曲损伤,主要损伤力向量为一个矢状面的屈曲弯矩,后侧的附件承受拉伸载荷,上位椎骨的下关节突向上向前骑跨在下位椎骨的上关节突上。e. 椎间孔缩小:当外伤导致颈椎水平性移位,特别是螺旋式移位时,可致椎间孔缩小,通常认为由颈椎退行性变或生理发育缺陷造成的,这很容易被影像学工作者所忽视。f. 颈椎不稳:指相邻椎体的相对位置发生轻度前或后的移动趋势,久之,颈椎局部椎体、肌肉、韧带或椎间盘形成慢性劳伤,增生变化,可诱发或加速颈椎的退行性变进程。h. 前纵韧带扭伤:多由轻度过伸性损伤造成,颈椎动力性拍片可发现颈椎不稳及椎体前阴影增宽。

2. 慢性损伤

（1）长期低头

长期低头可导致颈夹肌、棘上韧带、棘间韧带等发生慢性损伤，如学生低头学习、文案工作、看手机、特殊工种（刺绣、雕刻、缝纫等）。

（2）高枕

长期高枕会使颈部过屈而形成慢性损伤，如习惯高枕者、卧床看电视和看书报者。

（3）反复轻撞击

如拳击、足球运动员的头顶球，练铁头功的以物击头。

（4）颈部长时间固定

当颈部长时间处于一个姿势，颈部肌肉很容易僵硬，长期则引起慢性劳损，如长期用电脑者、长途汽车驾驶员。

二、颈椎退行性变

有研究发现，颈椎从 20 岁就开始发生退变，纤维环和髓核内的水分减少，髓核体积缩小，纤维环松弛，椎体关节稳定性下降，炎症渗出增加，局部刺激和生物力学的改变，导致骨质增生，继而刺激周围的神经血管，发生一系列的症状。

1. 椎间盘变性

随着年龄的增长，椎间盘变性是自然的事情。在临床中一般有两种情况可加速椎间盘变性而引起症状提前出现，一是病人虽然年轻，由于突然外力导致颈椎局部损伤，继之引起颈部生物力学的改变，加速局部椎间盘变性的进程而引起病症；二是病人已较大年龄，颈部自然性退变已经发生，在某次外力刺激下，局部生物力学结构受到破坏，产生临床症状，在此基础上，加速椎间盘变性的进程，使以后经常发生类似症状。

2. 骨质增生

当椎体稳定性下降，生物力学结构破坏，牵拉不协调而引起钩突、关节边缘、椎间盘相应椎体的下、上后缘等部位骨质增生，久之则形成骨刺。增生早发部位多见于两侧钩突，其次为关节边缘，椎体的下后缘、上后缘、侧后缘及前缘。突向椎管内的骨刺，当椎管矢状径小时易压迫脊髓或脊髓前动脉而出现长束征；突向椎间孔的骨刺致使其矢状径缩小，刺激根袖而出现根性症状，或横突孔横径亦缩小，压迫椎动脉而引起椎—基底动脉缺血症状；钩突的增生限制了颈部的侧屈，患者会感到颈部不适，更重要的是导致椎动脉供血不足的发作；突向前方的巨大骨刺或伴有食管炎症时，还可造成食管痉挛或机械性压迫，出现吞咽困难。

3. 韧带钙化

①前纵韧带钙化是由于椎体间关节的超限运动等引起前纵韧带松弛、韧带下出血及髓核前移、突出，在形成椎节前方骨刺的同时，局部的韧带亦随之钙化。

②后纵韧带钙化多由于长期低头工作，后纵韧带长期处于牵伸状态而致。

③黄韧带钙化同后纵韧带钙化相似，由于钙化变厚而压迫脊髓引起症状。

④项韧带钙化同黄韧带钙化，通常不引起症状，或伴随其他损伤而引起症状。

4. 神经、血管改变

①神经根在骨刺、关节不稳及突出的髓核等刺激下，早期多为根袖处水肿、渗出等反应性无菌性炎症，此为可逆性改变，能及时消除致病因素则症状消失，且不残留后遗症状。进一步发展，根袖可出现纤维化。这种继发性病理改变又可进一步加重局部的压力，并造成神经根处的缺血性改变。缺血又可加重病情，构成恶性循环，最后神经根本身出现明显的退行性改变，甚至发生变性。

②脊髓的变化比较复杂，除了后突之髓核和骨刺对脊髓所造成的刺激与压迫外，椎体间关节的前后滑动所出现的“嵌挟”，尤其是在伴有黄韧带肥厚、内陷的情况下，即可引起脊髓受压的病理改变。早期仅脊髓前中央动脉或沟动脉等血管受压，只要除去对血管的致压物即可迅速消失。如果血管受压时间较久，则出现纤维化、管壁增厚、血栓形成等器质性改变而不易恢复。如系中央旁或侧方，则主要压迫脊髓前方的前角与前索，出现一侧或双侧的肌肉萎缩或锥体束征，而来自后方或侧后方的致压物，主要表现以感觉障碍为主。脊髓一旦发生变性，任何疗法均难以治愈，最多只能使其发展停止或延缓。

③椎动脉较为深，钩突关节增生或变位易导致其血液循环障碍。青、少年的发作性头晕，除去后颅凹病变之外，应首先考虑到由于寰枢椎半脱位刺激、牵拉或压迫交感神经传出纤维，交感神经功能失常，继而导致椎动脉舒缩障碍而产生前庭系统等缺血症状。

第四章　颈椎病的诊断

颈椎病的诊断为下一步治疗提供了基础，只有诊断明确，治疗才有方向。诊断来源于全面的临床检查，包括病史采集、系统物理检查及必要的专科辅助检查。在临床检查中，现代仪器应用起到非常重要的作用，如CT、MRI、脑多普勒等。

第一节　病　　史

详细而全面的病史为疾病的诊断提供基础，病史采集中应尽可能让患者充分地陈述和强调他认为重要的情况和感受，只有在患者的陈述离病情太远时，才需要根据陈述的主要线索灵活地把话题转回，不可生硬地压抑患者的思路并用医务人员自己主观的推测取代患者的亲身感受，否则就会歪曲实际的病情和功能缺陷。

一、主诉

主诉是患者主要病痛和发病时间。医师根据主诉，考虑引起病痛可能疾病，以使病史的询问更有目的性，且对所患疾病有初步判断。

二、现病史

现病史的采集主要围绕主诉展开，是病史的主体部分，记述患者病后的全过程，即发生、发展、演变和诊治过程。一般根据患者就医问题的经过获得现病史，可按照以下顺序询问。

1. 起病情况和发病时间

疾病的起病或发作都有各自的特点，对它的了解可以帮助探索病因和鉴别其他疾病，如颈痛伴上肢放射痛以夜间为甚，头痛在下午加重，头晕心慌在颈部旋转时出现等。

2. 主要症状特点

包括出现的部位、性质、持续时间和程度，缓解或加剧的因素。如头痛表现为偏侧胀痛，每次持续半小时，疼痛剧烈，卧床休息时减轻，紧张时加重。

3. 病因和诱因

询问时应尽可能了解与本次疾病有关的病因及诱发因素，如外伤、劳累、感染，以及诱因，如气候变化、体位改变、情绪、起居饮食失调等。

4. 病情的发展变化

主要指以前病情和现在病情有无不同，是否出现新症状，新症状如何。如颈痛伴右手拇指麻木 3 年，由于劳累出现颈部僵硬，前臂疼痛，拇食指麻木。

5. 诊治的经过

了解已经做过哪些检查，检查的结果如何；还要了解治疗经过，治疗的效果；药物的使用情况，如药物名称、剂量、时间、疗效、药物的不良反应以及药物使用后的效果等。

6. 一般情况

应记述患者患病后精神状态、体力状态、食欲及食量的改变、睡眠和大小便的情况等。

三、既往史

在此主要介绍与颈椎病有关的既往病史。

1. 外伤史

头、颈部外伤是颈椎病的主要病因，因此外伤史对颈椎病的诊断就显得格外重要，但是由于种种原因，相当大的部分患者首次询问时常常否认有外伤史。若幼小时外伤患者不记得，这需由其父母给予补充；外伤时间已久，患者已遗忘，让患者认真回忆时，有时能说出多次外伤史。首次询问时多立即否定，是由于患者误以为“轻”不算外伤史而予以否认，有的因各种原因而不愿说出外伤史，当查到头或颈部伤疤追问原因时才说出曾受过外伤。

2. 咽部炎症

反复发作的咽部炎症可造成寰枢椎半脱位，在近年的临床中被证实。

3. 其他

临床中有些病症也可引起与颈椎病相似的症状，如高血压引起的眩晕，糖尿病后期引起的神经末梢炎症所致的手套或袜状麻木，鼻咽癌转移所致的颈肩疼痛等。

四、个人史

个人的职业、生活方式、嗜好、饮食习惯都对颈椎有很多影响。

1. 职业

长期从事低头或仰头工作对颈椎有很大影响，如办公室文案人员、电力通讯维护人员、刺绣工人等。

2. 生活方式

主要指习惯高枕或低枕，喜欢躺在床上或沙发上看电视、看书报，经常低头看手机等。

3. 嗜好

烟酒对颈部血液循环有一定影响，尤其经常酗酒，走路时身体的摇摆，易导致颈部损伤。

4. 饮食习惯

贪食寒凉之品，如冷饮料、啤酒等；或嗜食酸甜食物，使筋肉收引而痛。

第二节　体格检查

体格检查要求既要系统全面，又要重点突出，其中专科检查和神经系统检查是颈椎病诊断过程中重点内容。

一、一般检查

常指内科的一般检查，包括生命指征、甲状腺、胸、腹部的检查等，有阳性发现者应记录。神经系统检查在后面将另论述。

二、头颈部检查

1. 头颅

有无大小异常，如脑积水、小头畸形；有无形状异常，如尖头畸形、扁头畸形、舟状头畸形等；有无内陷等颅骨骨折征象。

2. 面部

有无面容发育异常、面部肌肉萎缩、血管痣，眼球有无外凸或内陷，角膜缘有无黄褐色色素环(肝豆状核变性)，结节性硬化患者面部有皮脂腺瘤。

3. 颈部

头位异常见于痉挛性斜颈及强迫头位，后者见于颅后窝肿瘤、颈椎病变。颅底凹陷患者颈短，发际低，颈活动可受限。

三、颈椎特殊检查

1. 颈部触诊

（1）棘突触诊

颈椎棘突长短不一，多有分叉，触诊时须仔细触摸。一般以拇指、食指或食指、中指夹于患者棘突两侧，上下移动比较，发现棘突偏歪则提示颈椎有螺旋式移位或先天畸形。拇指放在棘突上左右弹拨，有弹响声提示棘上韧带劳伤或钙化。

（2）横突、关节突触诊

医者以拇指轻放于患者颈椎横突侧方处，由上向下逐步检查，然后再检查对侧进行对比，感觉有无突出或条索状物。同样的方法检查关节突。有异常时应进一步检查有无压痛、硬结、肌痉挛性索状物和摩擦音等，若有则为小关节错位或先天畸形。

（3）阳性反应物触诊

医者用拇指在棘突旁、横突、关节突上下揉按触摸时，若发现硬结、索状物等阳性反应物时，进一步触摸，观察有无摩擦音、压痛等。有则表明可能为外伤或炎性劳损。

2. 专科检查

（1）臂丛神经牵拉试验

又称颈脊神经根紧张试验，检查方法：医者一手按于患者肩部，另一手握着患者手腕向远离躯干方向牵拉；或一手握着患者手腕向远离躯干方向牵引，另一手将其头部向对侧推压（图 4.1），出现疼痛或上肢放射性痛者为阳性。在牵拉的同时再使上肢内旋，则为加强试验。提示神经根受压或臂丛神经受压。

（2）椎间孔挤压试验（以右侧为例）

令患者将头后仰，医者一手放在患者头的左侧，另一手扶住右肩，然后两手相对挤压（图 4.2 ），出现右侧上肢放射性疼痛或和麻木为阳性。提示椎间孔变小。

（3）椎间孔分离试验

让患者端坐，双手分别托着患者下颌和枕部向上牵引（图 4.3），症状减轻为阳性。提示椎间孔变小。

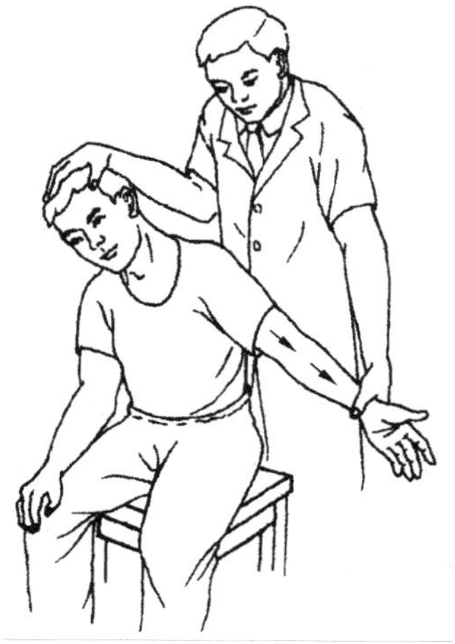

图 4.1　臂丛神经牵拉试验

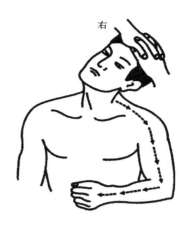

图 4.2　椎间孔挤压试验

（4）叩顶试验

令患者将头向患侧斜，医者左手掌平放于患者头顶部，右手握拳轻叩左手背部，见图 4.4，出现放射痛或肢体麻感时为阳性。当患者头部处于中立位或后伸位时出现阳性，提示神经根受压。

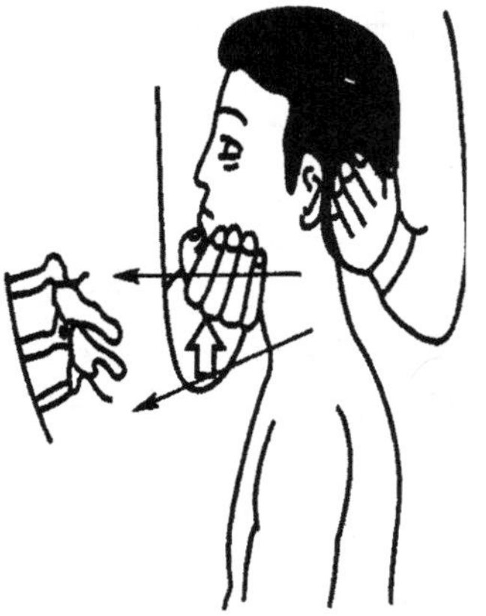

图 4.3　椎间孔分离试验

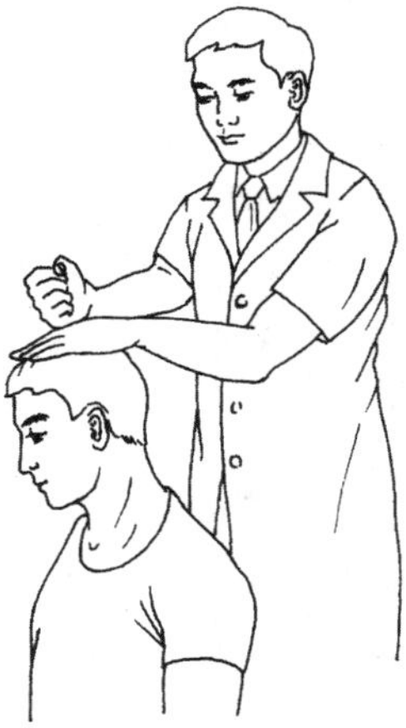

图 4.4　叩顶试验

（5）颈静脉加压试验

医者双手压着颈静脉，使其颅内压增高而诱发或加重根性痛。阳性者提示为神经根受压。

（6）上肢后伸试验

患者取坐位或立位，医师立其身后，一手置于健侧固定肩部，另一手握住患腕，使其逐渐向后向外呈伸展状以增加对臂丛或神经根的牵拉，出现放射痛为阳性，提示神经根或臂丛神经有损伤或受压。

（7）前斜角肌加压试验

医师双手拇指压锁骨上窝偏内，相当于前斜角肌走行部加压，上肢出现麻或疼痛者为阳性，提示下颈椎病或前斜角肌综合征。

（8）椎动脉旋转扭曲试验

患者取坐位，头后仰，医者一手扶患者头顶，另一手扶颈部，向左右旋转，出现头晕、恶心、呕吐，视物模糊不清等椎动脉供血不足症状者为阳性，提示椎动脉受压。

四、神经系统检查

神经系统检查是颈椎病诊断的重要内容，由于颈椎病的临床表现多为神经系统的症状，故详细的神经系统检查对于颈椎的分型诊断和鉴别诊断都显得非常重要。在患者走进诊室和询问病史时即应注意患者的精神状态、表情、意识状态、步态、体位、姿势及言语等。在此主要介绍与颈椎病密切相关的脑神经。

1. 脑神经检查

（1）三叉神经

① 面部感觉：用针、棉签以及盛冷、热水的玻璃管等试之。如感觉障碍的范围不符合三叉神经的周围性分布时，应注意是否符合三叉神经的节段性分布。故对面部的检查须自下而上和自外而内两次检查。

② 咀嚼肌群的运动：先观察咬肌、颞肌有无萎缩，再用双手分别按在两侧肌肉上，让患者作咀嚼动作及咬牙动作，注意两侧肌张力和收缩力是否相等。再嘱患者张口，以上下门齿纵裂为标准，如下颌偏向一侧，则为该侧翼肌瘫痪之征。

③ 角膜反射：以棉签轻触角膜周边部可引起两侧闭眼运动，同侧的称为直接角膜反射，对侧的称为间接角膜反射。如以棉签轻触结合膜也能引起同样反应，称结合膜反射。试左眼时，嘱患者向右看，试右眼，嘱患者向左看，即不让患者看到棉签而自动闭眼。

（2）面神经

① 外观：一侧额纹是否浅，眼裂是否增宽，鼻唇沟是否浅，口角是否低，口是否向一侧歪斜。

② 运动:让患者作皱眉、蹙额、闭眼、吹哨、露齿和鼓气动作,比较两侧是否相等。如面上、下部肌肉都瘫痪,为周围性面瘫;面上部不瘫,而面下部瘫痪为中枢性面瘫;面上部瘫痪轻而面下部瘫痪重亦可能为中枢性面瘫。

③ 味觉:让患者伸舌,检查者以棉签或毛笔蘸少许试液(醋、盐、糖、奎宁),轻擦于一侧舌之前部,如有味觉,可以手指预定符号(如酸、咸、甜、苦等)表示之,不能缩舌和讲话。先试可疑一侧,再试健侧。每种味觉试验完毕时,需用温水漱口,待无该味后,再试另一种。一般舌尖对甜、咸味最敏感,舌边对酸味最敏感。

(3) 位听神经

① 蜗神经:可用表音、任内及韦伯试验 3 种检查法。a. 用表音、音叉或捻手指的声音是由远至近,逐渐接近患者耳旁,至听到声音,测其距离,再同另一侧比较,并和检查者比较。如欲得较准确数据可用电测听计检查,在传导性聋听力减损主要为低频音的气导,在神经性聋气导和骨导的下降发生于高频音。b. 音叉任内试验是用频率 C 调 128 赫兹震动的音叉放于患者乳突及耳旁,分别试验骨导及气导时间。正常为气导>骨导,传导性耳聋时骨导>气导,神经性耳聋时虽亦是气导>骨导,但二者时间均缩短,混合性聋时骨导>气导,二者时间都缩短。c. 韦伯试验是把震动的音叉放于头顶中间,比较哪一侧耳的音响强,神经性耳聋时偏向健侧,传导性聋时偏向病侧。

② 前庭神经:当受损时必有眩晕症状,伴呕吐、平衡障碍、眼球震颤。需要时可由五官科配合做外耳道冷热水灌注试验或旋转试验,正常时冷水灌注后引起的眼震快相向对侧,热水引起的眼震快相向同侧,持续 1.5~2 分钟。前庭器官受损时反应减弱或消失。

(4) 副神经

检查胸锁乳突肌和斜方肌上部的运动功能。

① 胸锁乳突肌:当头转向对侧时,检查者一手放于对侧下颌做抵抗动作,另一手检查同侧胸锁乳突肌的饱满程度及坚实度,试其肌力,并再试另一侧。

② 斜方肌:当一侧有瘫痪时,瘫痪侧的肩部比健侧低,肩胛向外向下移位,故两上肢下垂时病侧手指位置比健侧低,两上肢向前合掌于中线时,病侧手指超前于健侧。检查斜方肌上部肌力可嘱患者耸肩,检查者用两手压患者肩部,瘫痪侧耸肩力量弱。

(5) 舌下神经

嘱患者伸舌,双侧瘫痪时舌不能伸出口外,一侧瘫痪时伸舌偏向瘫痪侧,核及核下性病变有同侧舌肌萎缩及肌束颤动。

2. 运动系统检查

（1）姿势和步态

观察患者行走时有无姿势及步态的异常，肌力、肌张力、深感觉、小脑、锥体外系的功能障碍均会影响姿势和步态，以下为几种常见的异常步态。

① 偏瘫步态：患侧上肢内收、旋前，腕、指关节呈屈曲状。下肢伸直并外旋，足跖屈，行走时把病侧骨盆抬高，以帮助提起下肢，往外做划圈样移步前进。主要由一侧锥体束损伤引起，见于脑血管病后遗症和以偏瘫为主的脊髓型颈椎病等，见图 4.5。

② 共济失调步态：站立时两足分开过宽，行走时腿抬得高，足落地沉重，因重心不易控制，故摇晃不稳。又分感觉性和小脑性共济失调步态。a. 感觉性共济失调是由于深感觉障碍，睁眼走路稍好，闭眼时不稳甚至不能行走，见于脊髓痨、亚急性联合变性。小脑性共济失调时闭眼、睁眼时走路都困难，闭眼时更甚。b. 小脑性共济失调为小脑蚓部病变时双下肢及躯干不稳，小脑半球病变主要表现是向病侧歪斜，又称“醉汉步态”，见图 4.6。

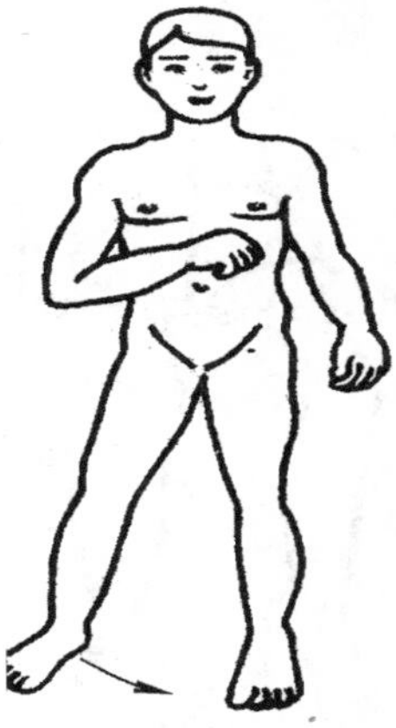

图 4.5　偏瘫步态

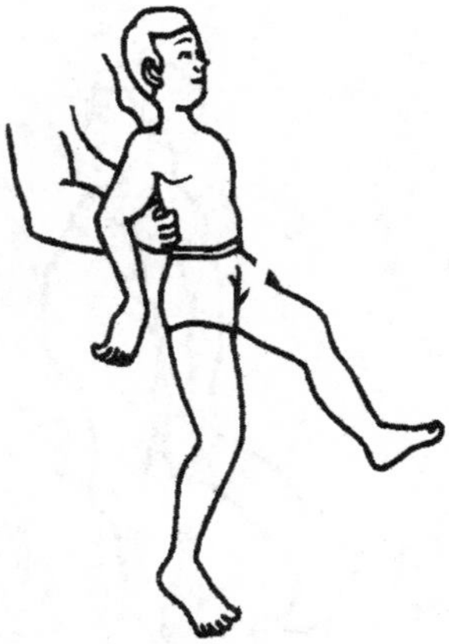

图 4.6　醉汉步态

③ 剪刀状步态：患者行走时两下肢伸直，步态僵硬，因内收肌张力增高，故两足向内交叉前进，形如剪刀，又称“痉挛性截瘫步态”，见于脑性瘫痪和痉挛性截瘫患者，见图 4.7。

④ 慌张步态：患者全身肌张力增高，走路足擦地而行，由于躯干前倾，身体重心前移，故以小步加速前冲，不能立即停步，故又称“小步步态”或“前冲步态”，两上肢前后摆动的联带动作丧失，见图 4.8。见于帕金森。

⑤ 摇摆步态：是由于骨盆带肌肉及腰肌无力，为维持身体重心平衡，脊柱前凸，步行时因不能固定骨盆，臀部左右摆动，像鸭走路，又称“鸭步”，见图4.9，

见于肌营养不良症。

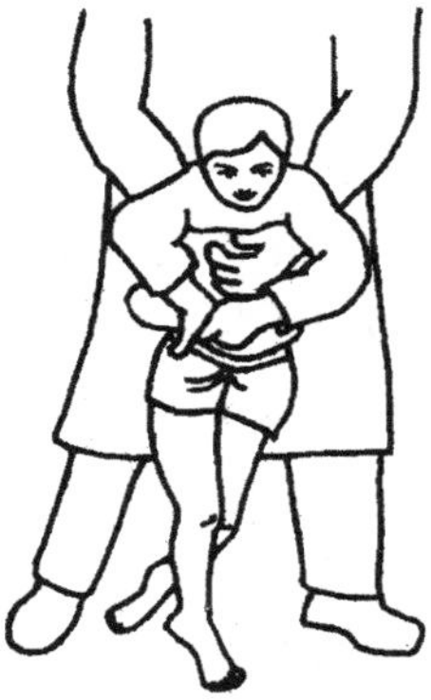

图 4.7 剪刀状步态

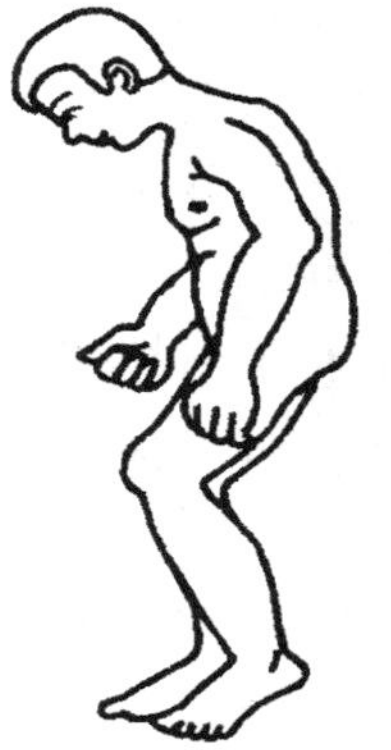

图 4.8 慌张步态

⑥ 跨阈步态：是为避免拖地绊倒，故行走时足离地较高，亦称“涉水步态”及“公鸡步态”（图 4.10），见于腓神经瘫痪而足下垂及多发性周围神经病的患者。

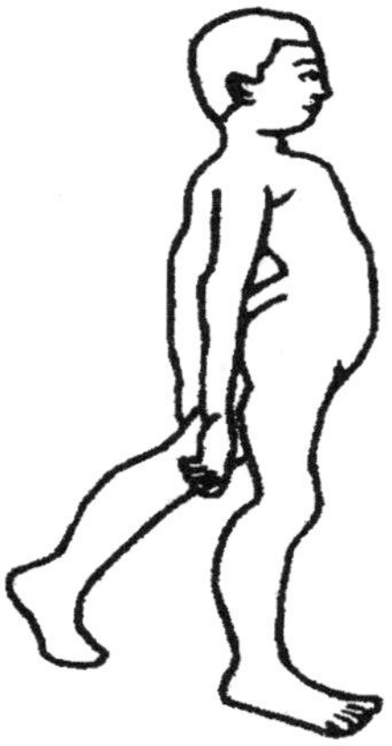

图 4.9 摇摆步态

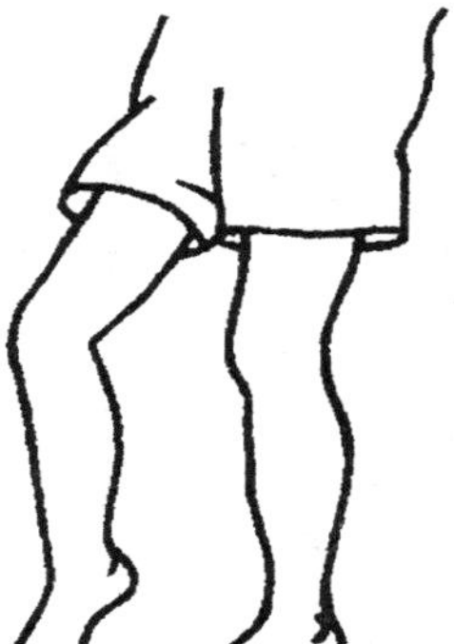

图 4.10 跨阈步态

（2）肌肉营养

观察肌肉的外形及其体积有无萎缩、肥大，并注意其分布，检查时应做两侧对称部位的比较。

（3）肌力

指肌肉的收缩力量，因各个肌肉的运动功能有重叠，一般常规以关节为中心检查肌群的伸、屈力量，或外展、内收、旋前、旋后等功能。对上运动神经元病变及多发性周围神经损害引起的瘫痪，此法不能更准确反映，但对单个的周围神经损害(如尺神经、桡神经、正中神经、腓总神经等瘫痪)或较局限的脊髓前角病变(如脊髓灰质炎、进行性肌萎缩),尚须对有关的每个肌肉进行分别检查。检查方法:嘱患者依次作有关的肌肉收缩运动,检查者以阻力抵抗,判断其肌力,或让患者用力维持某姿势,检查者用力使其改变。如患者肌力达不到抗阻力,则让患者做抗引力动作,观察达到何高度,或何角度。如不能做抗引力动作,则注意在有支持的水平面上能活动至何幅度。检查肩部肌力应坐着检查,其他各关节运动卧位、坐位都可检查,但应进行左右比较。

肌力可按 6 级记录:

0 级　无可测知的肌肉收缩。

1 级　可感知肌肉收缩,但不能产生关节活动。

2 级　在减重状态下,肢体能做全范围的关节活动,但不能克服自身重力。

3 级　肢体能抗自身重力抬离床面,但不能抗阻力。

4 级　能抗自身重力和一定阻力做全范围的关节活动。

5 级　能抗充分阻力做全范围的关节活动,亦为正常肌力。

(4) 肌张力

指肌肉静态时的肌肉紧张度。检查方法:触诊肌肉的硬度及根据关节被动运动时的阻力来判断。肌张力降低表现为肌肉弛缓柔软,被动运动阻力减退或消失,关节运动的范围增大,能使肢体过度的屈伸,见于下运动神经元病变、小脑病变、脊髓后索病变、先天性肌无张力症等。肌张力增高时肌肉较硬,被动运动阻力增高。锥体束损害时上肢的屈肌及下肢的伸肌增高更明显,被动运动开始时阻力大,终了时较小,故称“折刀样肌张力增高”;由于震颤影响而呈顿挫式的称“齿轮样肌张力增高”;帕金森病时伸肌屈肌张力均增高,被动运动时所遇阻力是均匀的,故称“屈铝管样肌张力增高”。

(5) 平衡协调

平衡协调主要反映小脑功能,临床不仅要观察患者日常生活动作,如吃饭、穿衣、系纽扣、书写、站立、步态、姿势,有无动作性震颤等外,还要做以下检查:

① 指鼻试验:嘱患者手臂伸直外展,用示指尖触鼻尖,先睁眼指,再闭眼指。小脑半球病变可看到同侧指鼻不准,尤其易超过目标(辨距不良),接近鼻尖时动作变慢,或出现动作性震颤。感觉性共济失调时睁眼时无困难,闭眼时则发生障碍,见图 4.11。

② 轮替试验:嘱患者以上肢做快速反复动作,如前臂快速地做旋前、旋后动作。小脑性共济失调患者病侧速度慢而不匀,称轮替试验阳性。

③ 反跳试验:嘱患者用力屈肘,检查者握患者腕部向相反方向拉,随即突

然松手，正常人由于对抗肌的协同作用，前臂屈曲立即被制止。小脑病变患者由于缺少这种协同作用，回收的前臂可反击到自己。

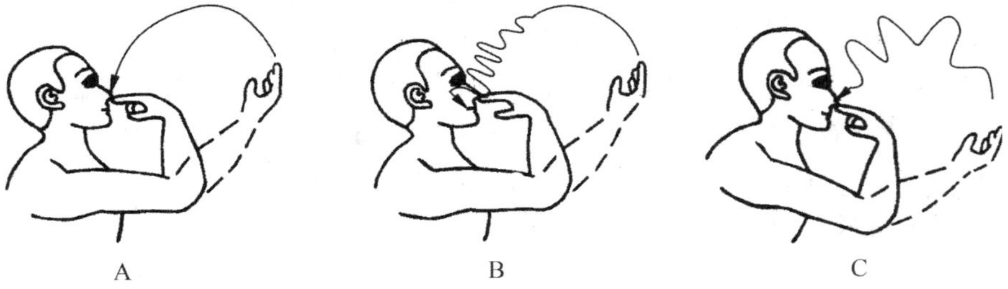

图 4.11 指鼻试验

A 正常　B 小脑共济失调　C 感觉性共济失调

④ 指误试验：嘱患者坐于检查者对面，患者上肢前伸用示指从高处指向检查者伸出的示指，睁眼指后再闭眼指，正常人闭眼后的误差不超过 2°～5°，一侧小脑病变时同侧上肢常向病侧偏斜，前庭病变时两侧上肢均向病侧偏斜。

⑤ 闭眼难立征：嘱患者两足并拢站立，双手向前平伸，然后闭目，观察其姿势。感觉性共济失调的特征为闭目后站立不稳，而睁眼时能保持稳定的姿势。小脑性共济失调者睁眼、闭眼都站立不稳，但在闭眼更明显。具体地说，小脑蚓部病变易向前后倾，一侧小脑半球病变或一侧前庭损害向病侧倾倒。

（6）不自主运动

观察有无舞蹈状运动、震颤（静止性、动作性）、手足徐动、肌阵挛、抽搐、肌束颤动等。

3. 感觉系统检查

感觉系统的检查需要耐心和仔细，有时需要多次复查，着重左、右侧和远、近端部位的对比，一般从感觉缺失部位查至健康部位，或由正常部位向过敏区检查。检查前让患者了解检查的方法和意义，使其能充分合作，并将各种浅深感觉障碍的范围绘图。

（1）浅感觉检查

触觉可用棉签、毛笔或软纸片；痛觉可应用大头针；温度觉可用装 40～45℃的热水与装 5～10℃的冷水的试管或温度觉计。若痛觉正常一般可不作温度觉的检查。

（2）深感觉检查

① 位置觉：嘱患者闭目，将其肢体放于某一位置，嘱患者说出所放的是伸或屈的位置，或用另一肢体模仿。

② 运动觉：嘱患者闭目，检查者用拇指、食指轻轻夹住患者中指第一指骨

两侧，移动患者的手指上、下移动 3°～5°，由患者讲出“向上”或“向下”的方向。如感觉不清楚再试较大的关节。

③ 振动觉：用振动着的 C128 赫兹音叉柄置于骨突处，如手指、足趾、内外踝、膝盖、髂棘、肋骨、胸骨、锁骨、桡尺茎突、鹰嘴等处，询问有无感觉，并注意感受时间，两侧对比。必要时再与检查者作比较。

(3)复合感觉

① 形体觉：嘱患者闭目，让其触摸常用的熟悉物品，如硬币、打火机、杯子、笔等物品后说出其名称、形状，两手对比。

② 两点辨别觉：嘱患者闭目，用两角规交替地以一脚或两脚触其皮肤，或检查者两手各持一大头针，分别用一针或两针同时点患者皮肤，让患者报“一”或“二”，并缩短脚间距离至最小辨别能力。身体各部辨别两点的能力不一，指 2～8 毫米，手 2～3 厘米，上臂 6～7 厘米。

③ 皮肤定位觉：嘱患者闭目，检查者用棉签或手指轻触其皮肤，让其指出刺激部位。正常误差：手部＜3.5 毫米；躯干＜10 毫米。

4. 反射系统检查

检查的记录方式：消失(－)、迟钝(＋)、正常、活跃(＋＋)、亢进(＋＋＋)。

(1) 桡骨膜反射

嘱患者前臂放于半屈且半旋前位，叩其桡骨下端茎突上 1～2 厘米处(图 4.12)，反应为肱桡肌收缩引起肘关节屈曲旋前。

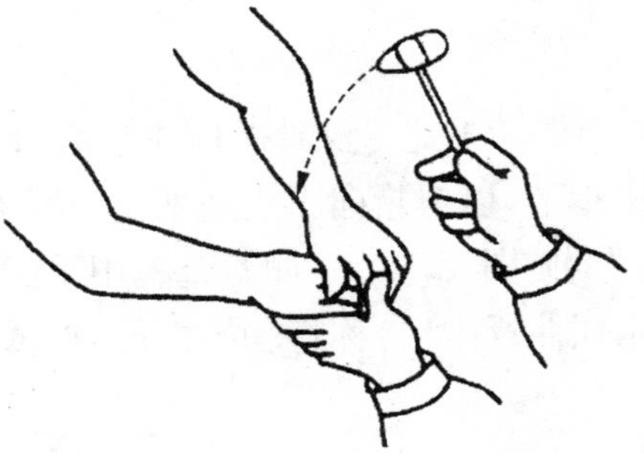

图 4.12　桡骨膜反射

(2) 肱二头肌反射

嘱患者前臂屈曲 90°，检查者以非利手拇指置于其肱二头肌腱上，用利手持叩诊锤叩非利手拇指甲，见图 4.13，反应为肱二头肌收缩，引起肘关节屈曲。

(3) 肱三头肌反射

前臂半屈，检查者非利手稍稍抬起患者的肘部，利用叩诊锤直接叩鹰嘴稍上方的肱三头肌腱,见图 4.14,反应为肱三头肌收缩引起前臂伸展。

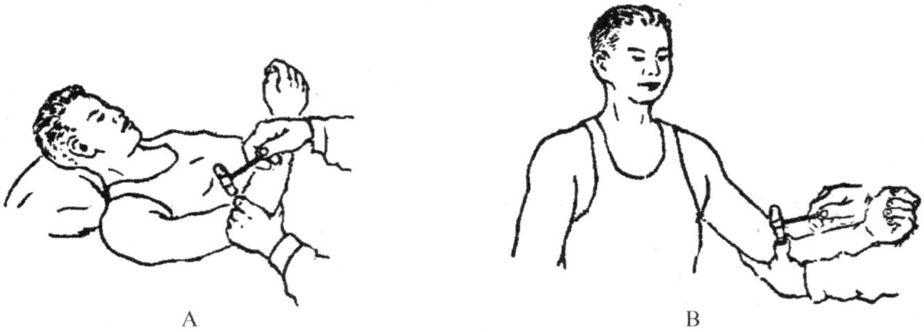

图 4.13　肱二头肌反射

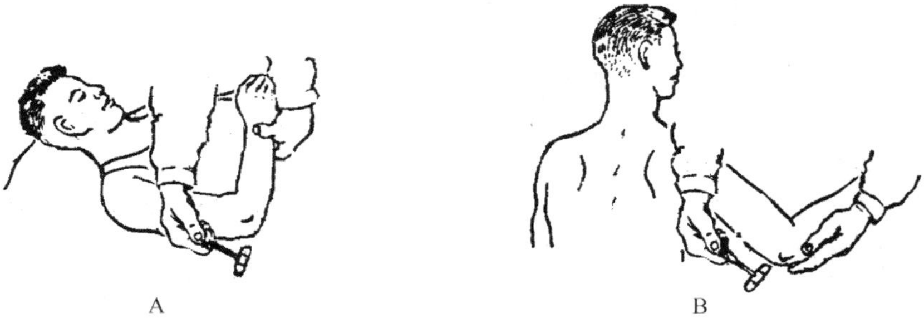

图 4.14　肱三头肌反射

(4) 弹指征

检查者以非利手中、环指夹住患腕,拇指顶住掌心,使其腕部背伸,再用利手示指、中指夹住患者中指节,以拇指向下迅速弹刮患者的中指指甲,反应为拇指及其他各指呈屈曲动作,见图 4.15A。如检查者用手指从掌面弹击患者的中间三指指尖,能引起各指屈曲反射时,称特勒姆内征,见图 4.15B。

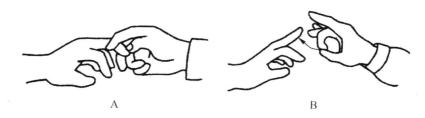

图 4.15　弹指征

A 霍夫曼征　　B 特勒姆内征

5. 自主神经检查

（1）一般观察

① 皮肤及黏膜：注意观察色泽，如苍白、发绀、潮红、红斑、色素减少、色素沉着等；观察质地，如光滑、潮湿、干燥、增厚、脱屑、水肿、溃疡、压疮等。

② 毛发及指甲：有无多毛、少毛、局部性脱毛、指（趾）甲变形、变脆等。

③ 出汗：有无全身或局部的出汗过多、出汗过少、无汗。

（2）自主神经反射

① 眼心反射：卧床休息片刻后，数 1 分钟的脉搏，再用手指压迫双侧眼球 20～30 秒，再数脉搏，正常每分钟可减慢 11～12 次。迷走神经紧张者减慢的次数增加，迷走神经瘫痪者无反应，交感神经紧张者不减慢甚至加快。

② 卧立位试验：平卧姿势起立后，数 1 分钟脉搏增加超过 10～12 次，或直立位置改至卧位 1 分钟减少次数超过 10～12 次，提示自主神经兴奋性增高。

（3）竖毛反射

竖毛肌由交感神经支配，可于局部皮肤给以搔划或寒冷（冰块）刺激引起竖毛反应，刺激后 7～10 秒时最明显，以后逐渐消失。轻刺激，竖毛反应扩展的范围小，强刺激可扩及较大范围，但在脊髓横贯性损害的平面处即停止。

（4）皮肤划纹试验

用钝针或棉签棒适度加压在皮肤上划一条线，数秒后皮肤会先出现白色划痕，后出现红色划痕条纹，持续 1～5 分钟即自行消失，为正常反应。如白色划痕持续时间超过 5 分钟，为交感神经兴奋增高；若很快出现红色划痕条纹，持续时间较长（数小时），而且逐渐增宽甚至隆起，为副交感神经兴奋增高或交感神经瘫痪。

（5）发汗试验

常用碘淀粉法，即以碘 1.5 克、蓖麻油 10 毫升与 96.0％酒精混成淡碘酊溶液涂布全身，待干后再敷以淀粉，皮下注射毛果芸香碱 12～16 毫克。正常会引起全身出汗，出汗处淀粉变蓝色。无汗处颜色不起变化，可显示交感神经功能障碍的范围。

第三节　影像学检查

影像学检查在颈椎病诊断中起到重要作用，随着影像技术的发展，相继出现了 X 线、CT、DR、MRI 等检查技术。多数病例仅做 X 射线检查足可以确诊，有长束征者再选择 CT 或 MRI 检查，后者观察更详细。

一、X 线检查

颈椎 X 射线检查以往只拍 1 张侧位片或仅拍正、侧位 2 张片。临床实践发现，颈椎正、侧位片无异常不能排除颈椎病，即使颈椎正、侧位片显示有异常亦不能全面观察到颈椎的其他各种异常改变，如椎间孔缩小、小关节滑脱、棘突偏移及齿突偏移等，因此，对诊断与治疗不利。为了把隐匿的病变找到，通常拍颈椎正、侧、双斜与张口 5 位片，若侧位上寰枢椎显示不清加照颅颈交界侧位片以确定有无齿突后方半脱位；颈椎顺列不良者再加照颈椎过伸、过屈位以辨认有无下颈椎滑脱。

1. 正位片

检查各椎体排列结构是否正常，有无骨质疏松等骨质改变，老年颈椎病患者可部分有骨质疏松。颈椎发育是否异常，是否有椎体融合、半椎体、棘突短小等异常。双侧钩椎关节是否对称，有无增生。钩椎关节为正位片观察的重点，钩椎关节增生、变尖外翻可刺激或压迫颈神经根、椎动脉而产生神经根型、椎动脉型颈椎病，为颈椎病产生的重要原因。椎间隙有无狭窄、双侧是否等宽，椎间隙狭窄为椎间盘退化，多颈椎双侧不等宽可见椎体侧弯，椎间盘病变、椎体移位等，单颈椎双侧不等宽则见于椎间盘病变。棘突是否居中，排列有无异常或侧弯，正常棘突居中，所有棘突在一条线上，一个棘突偏歪可见于椎体旋转移位，也可见于棘突发育异常，是否为病理性还要参考侧位片及临床症状。颈椎侧弯可见多个颈椎突向一侧，棘突也偏歪不在一条直线上，显示颈椎病两侧不平衡、凹侧肌肉紧张、痉挛有损伤，患侧椎间孔也不同程度变小，可发生颈椎病。有无颈肋形成，过长或颈肋形成可刺激或压迫臂丛神经而产生似神经根型颈椎病的症状。还应注意有无颈椎脊柱裂。

2. 侧位片

主要观察颈椎生理弧度有无改变，如生理弧度变浅、变直、反张，有无前凸。正常颈椎有生理性前凸，呈弧形排列，以颈 4 最甚，生理曲度变浅、消失、反张，一方面导致颈椎结构改变，各方受力不平衡；另一方面牵拉椎动脉，产生椎动脉刺激或压迫症状。颈椎各椎体前缘连线、后缘连线、寰椎后结节前缘与棘突前缘连线是否为光滑平行弧线，若某一椎体超过光滑的弧线，则这一椎体有前滑脱，若脱后不及弧线，则为后滑脱，颈椎滑脱。椎间隙有无改变，是否变宽变窄，正常时颈椎前缘椎间隙为(3.8±0.4)毫米，后缘间距为(1.9±0.26)毫米，老年人因椎间盘退行性病变而变窄，年轻人若髓核突出或脱出，间隙也可变窄，椎间盘往后脱出的多，故多显示后间隙变窄，所以椎间隙的改变对诊断椎间盘病变有重要意义。老年人由于椎间盘退行性改变，椎间隙前、后缘均可出现骨质增生，因颈4～5、颈5～6、颈6～7活动度较大，故其产生骨质增生的概率高，增生以唇样为多，前缘增生多无临床症状，极个别压迫食管可出现吞咽困难，后缘增生较轻者可无症状，增生较重者影响椎管也可出现脊髓受压。韧带有无钙化，包括前纵韧带、后纵韧带、项韧带、棘间韧带等，后纵韧带钙化在代偿范围内可无临床症状，超过其代偿范围压迫脊髓而出现脊髓型颈椎病症状。项韧带钙化可无症状，也可出现局部不适，项韧带钙化多伴有前面椎间盘的病变，棘间韧带钙化较少。关节突关节结构是否正常，有无增生。关节突关节增生，可从后方挤压椎间孔而形成神经根型颈椎病，临床上最为常见。

3. 斜位片

左右斜位片主要观察椎间孔形态是否正常，钩椎关节、椎间关节有无增生。正常椎间孔呈长卵圆形，纵径约9.5毫米、横径约5.8毫米，钩突朝后上方指向椎间孔，但不突入椎间孔内，钩椎关节增生时，可向孔内突出，致椎间孔狭窄或呈肾形，压迫神经根而产生神经根型颈椎病。斜位片也可观察椎弓根、椎板、上下关节突，上下关节突增生时，可自后方向前挤压椎间孔而压迫神经根。

4. 张口位

对寰枢关节及C，C_2椎冠状面多数显示较好，观察齿突是否居中，寰枕关节咬合、对位、边缘有否骨质增生，齿突有无变异、缺如。正常枢椎齿突位于寰椎两侧块中间侧缘与侧块间隙对称，寰椎下关节面与枢椎上关节面构成左右对称的关节突关节，关节突稍向外下倾斜，间隙宽度左右相等。若齿突不居中央，或两侧关节突关节不对称，可为寰枢关节半脱位，齿突发育异常可影响寰枢关节的稳定性。

二、CT检查

CT又称计算机X射线断层扫描，自1969年诞生之日起就在骨与关节疾病的影像诊断中占有重要地位。随着CT扫描技术和图像质量的不断提高、对比剂的应用以及伴随螺旋扫描而产生的各种三维显示技术的发展，CT在骨与关节疾病中的作用越来越显著。

1. 颈椎间盘突出

椎间盘突出可在椎间盘几个层面上看到突出的软组织团块，密度稍高于硬膜囊，从中央、旁中央、后侧突向椎管或椎间孔，增强扫描，硬膜可增强，能清楚地显示硬膜囊形态和受压变形，脊髓造影CT扫描显示硬膜囊、脊髓受压变形，明显的硬膜囊变形伴中等大小以上硬膜外软组织肿块，提示椎间盘突破后纵韧带，较大椎间盘突出，致脊髓受压变形或移位。

2. 椎体和小关节骨质增生

CT 扫描可显示骨质增生影响椎管、椎间孔的程度，轻度骨质增生显示硬膜囊前方脂肪间隙变窄或消失，较大骨刺可突向椎管，造成椎管前后径狭窄、硬膜囊受压变形，椎体后外缘外侧骨刺可突向侧隐窝、椎间孔，致侧隐窝、椎间孔狭窄。上、下小关节间隙增大或变窄，关节面增生硬化，毛糙不整，关节面下小囊变等。

3. 韧带肥厚钙化、骨化

后纵韧带骨化多位于椎体后缘中部，也可偏于一侧，骨化表现为横条形，结节形、三角形，不同层面上可有所不同，骨化与椎体后缘可见条形间隙。后纵韧带骨化后向后突入椎管，显示椎管矢状径狭窄，偏于一侧可致侧隐窝狭窄。黄韧带也可钙化，但多不明显，由于椎间隙变窄，黄韧带向椎管内挤压相对增厚，而压迫硬膜囊。

4. 颈椎脱位

能清楚地显示寰枢正中关节解剖结构、脱位情况。

三、DR 检查

DR 又称计算机 X 摄影，从 20 世纪 70 年代开始研制，80 年代起日臻成熟的一种新型 X 射线成像技术；成像质量和相片所含的信息量可与普通 X 射线片相比拟，因其具有 X 射线照射量较低，图像可长期保存及高效率检索，并可将得到的信息根据诊断的需要进行图像后处理等适应现代诊断需要的特点，从而得到日益广泛的应用并可能取代传统 X 射线成像技术。

四、磁共振检查

磁共振(MRI)自 1980 年应用于临床以来，其多方向断层及高对比分辨率的特点在骨与关节疾病诊断上发挥了极其重要的作用。对于 X 射线平片、CT 难以显示的结构，如肩袖、腕管、半月板、椎间盘、韧带、关节软骨等，都可得到良好的显示，为影像学在骨与关节方面的应用开辟了新的领域。能从轴面、矢状面、冠状面上显示脊髓、蛛网膜下腔、硬膜外间隙与脊柱的关系。能从矢状面上显示颈椎、椎间盘、脊髓、前后纵韧带、黄韧带及椎间关节(见图 4.16)。

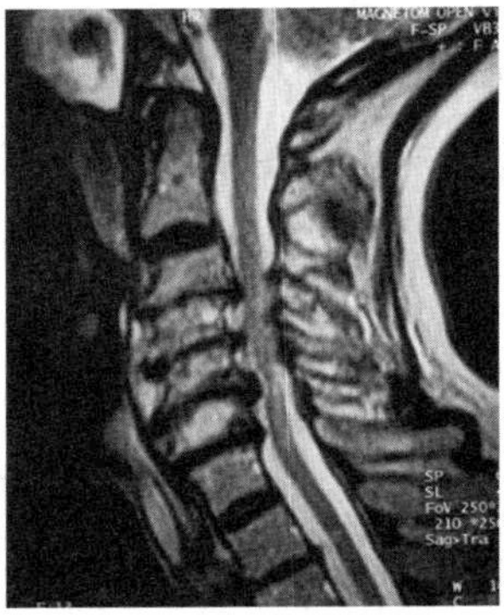

图 4.16　颈椎间盘的 MRI 表现

颈椎退变期显示颈椎前后缘骨质增生、颈

椎变直,矢状面显示变薄、梯形变、含水量减少等。单纯椎间盘症显示颈椎变直、反张、梯形变、滑脱、骨刺增生、椎间盘变薄、信号不均、裂隙点状变性、真空现象、椎间盘膨出、含水量减少等。椎间盘突出症矢状面显示突出物压迫硬膜囊、脊髓、突出物与间盘相连,轴面分辨突出物压迫脊髓或神经根。椎间盘脱出症除突出症外,可示脊髓与神经根压迫较重,脱出的髓核已与间盘分离,可上下移动 1 厘米。骨源性期显示椎体前后缘、侧后缘骨刺、后纵韧带钙化、椎管、椎间孔狭窄、钩椎关节、小关节增生肥大、横突孔狭窄、椎动脉痉挛、狭窄。脊髓变性期显示脊髓受压的原因,如间盘突出、脱出、骨刺,脊髓变性征象,如软化灶囊变与萎缩。脊柱松弛与滑脱显示脊柱松弛与滑脱的部位与方向,与硬膜囊、脊髓的关系等。

第四节　电生理检查

一、肌电图

肌电图是对肌肉电活动的记录,可反映肌肉本身以及神经肌肉接头、周围神经或神经元的功能状态。

1. 正常肌电图

正常肌肉在静止时无电活动。当针电极插入肌肉时可能引起转瞬即逝的动作电位,即插入电位。肌肉轻微收缩时,一个下运动神经元所支配的所有肌纤维均被激活,形成一个单运动单位电位,可为单相、双相或三相以至四相,其中以双相或三相波为主。当肌肉动作增加而发生中等度主动收缩时,多个运动单位的电活动混杂在一起,称为混合相。而在肌肉重度收缩时,许多运动单位的互相重叠干扰,难以区分,称为干扰相。在周围神经的同一神经干上两个不同部位给予电刺激,可以得出这一段神经的传导速度,其中包括运动传导速度和感觉运动传导速度,用刺激点间距离与两次刺激潜伏期的差之商来表示。

电刺激胫后神经在腓肠肌上可记录到一个肌电动作电位,称为 M 波。经过一定潜伏期后又可出现一个较小的动作电位,称为 H 波。后者是由于电刺激的逆向冲动沿 Ⅰa 类传入纤维进入脊髓,不经其他中间神经元直接触发下运动神经元而引起的一种单突触反射,故又称为 H 反射,当刺激强度低于引起 M 波的阈值时易引出。当用强度为引起运动反应的阈值或小于阈值的动作电位,其潜伏期与 H 反射相似，但波幅比 M 波明显要小，称为 F 波或 F 反应。

2. 异常肌电图

肌电图可以提供脊髓前角细胞、周围神经、神经肌肉接头和肌肉的某些功能状态，对其疾病的诊断有较大价值。当肌纤维发生病变对在针电极插入后出现持续的节律性重复放电，分为两种类型，一种是短时程双相或三相波（棘波，即纤颤波），另一种是时程较长的正相波或正相尖波，即使电止不动后仍可持续一段时间。这主要有：①失神经支配的肌纤维；②肌强直症的肌纤维；③早期变性或再生期的肌纤维。

肌肉失去神经支配后，肌肉虽不收缩，却可出现所谓的"自发性"电位，即肌纤维颤动电位纤 F 颤波）、正相棘波或尖波、肌束颤动电位（束颤波）。当脊髓或神经根损害时，其损伤节段以下所支配的肌肉可出现上述去神经电位波形，而在正常肌肉、上运动神经元损害和原发性肌病等一般不出现上述波形。同时，无论是肌病还是神经的病损、在肌肉主动收缩时均可出现运动单位电位的异常。如多相波增多，电位平均时程、波幅以及数量的改变等。

周围神经损伤后其传导速度减慢，而肌病患者传导速度多在正常范围内，上运动神经元病变时出现 H 反射亢进。

二、诱发电位

诱发电位系指人工刺激或自然刺激所引起的中枢神经系统电位变化，是研究中枢神经系统功能的一种重要方法。

1. 体感诱发电位

通过刺激周围神经（如胫神经、坐骨神经等）引起冲动经由脊髓上行在头部及感觉传导束沿途所获得的电活动。包括皮质诱发电位、脊髓诱发电位等，关于体感诱发电位的获取和命名目前尚无统一标准。在脊柱外科中应用较多的是用来判定脊髓损伤的程度和预后。一般认为，脊髓受到损伤后，体感诱发电位的波幅减低，潜伏期亦延长，其改善情况与预后密切相关。如诱发电位逐步改善提示预后良好，且改变越早预后越佳；如诱发电位完全消失后数小时内不重现波形者为完全性截瘫，数小时内重现波形者为不完全性截瘫，可望不同程度的功能恢复。

2. 运动诱发电位

即刺激脑皮层运动区或脊髓后通过下行运动传导系统传导冲动于躯体或肢体远端获得的电活动。其优点是可直接反映运动神经系统的功能，且其改变亦较体感诱发电位敏感，对于肢体运动功能与预后的估价也更为可靠，如与体感诱发电位共同使用则对中枢神经系统的评价将更为客观和全面。但在体表行电刺激常难以到达深部组织，如加大刺激强度人体又往往难以承受。近年来多采用磁性刺激，不仅对机体无损害，且有较高准确性。用于多发性硬化、运动神经元病等的诊断和疗效评估，对中枢神经损伤后肢体功能恢复的预后较 SEP 更敏感，也可较精确地确定病变部位。

第五章 颈椎病的分型

颈部是头与躯体的连接部位，结构复杂，有对头颅起支撑和固定作用的脊柱、关节、肌肉、韧带等，还有为大脑和脊髓提供能量的血管，以及大脑的中枢神经和脊髓神经支配功能的传导，当以上组织受到损伤或刺激，就会出现相应病症。颈椎病的就诊科室通常是骨科，骨科医生常从骨科手术的角度考虑颈椎病，认为不需要手术的颈椎病没多大问题，这样耽误了颈椎病的早期治疗，直至发展到手术的程度。临床上多数医师发现颈、肩、臂症状时才往颈椎病上考虑，而在椎间盘突出早期或突出量不大的情况下，颈肩臂的症状并不明显，也易被误诊而延误治疗。

第一节 颈椎病的中医分型

颈椎病在中医临床表现多种多样，有的以疼痛、麻木为主，有的以眩晕为主，有的以萎软无力为主，有的表现心痛，有的表现胃痛、恶心、呕吐等。根据临床症状，将颈椎病分为痹证类、眩晕类、痿症类等。痹证类多为颈型、神经根型、交感神经型颈椎病；眩晕类多为椎动脉型颈椎病；痿证类多为脊髓型颈椎病。

一、痹证类

以颈部、上背、肩、上肢疼痛、麻木为主要表现，临床最为常见，也是传统概念的颈椎病，根据临床性质分为风寒湿型、气血两虚型、气滞血瘀型、肝肾亏虚型、痰湿型等。

1. 风寒湿型

起病突然，多因受凉而发，颈、肩、背、上肢疼痛酸楚，有拘急感，颈部强硬、活动不利，或不敢活动，颈部怕凉，得热痛减，遇寒加重，秋冬季多发，舌淡、苔薄白、脉浮或紧，多因受寒引起。

2. 气滞血瘀型

颈、肩、背疼痛，向上肢放射，疼痛呈胀痛、刺痛，疼痛较重，拒按，颈部因痛不敢活动，可影响睡眠，舌质紫暗、或有瘀斑瘀点，脉弦或细涩，多因情志不遂、外伤、劳损等引起。

3. 痰浊型

颈、背、上肢疼痛，有沉重感，活动无力，病程较长，缠绵难愈，伴周身困重，胸脘满闷，舌淡，苔白腻，脉细濡。多由于久居湿地、湿邪外袭，聚湿为痰，痰浊上阻所致。

4. 气血虚弱型

颈、肩、背、上肢疼痛，隐隐作痛，痛势不重，上肢麻木、活动无力，劳累后加重，休息减轻，多伴身倦乏力、头晕、健忘、心悸、面色无华，舌淡、苔薄白，脉细无力。

5. 肝肾亏虚型

颈、背酸痛、软弱无力，上肢隐痛，麻木无力，多伴腰膝酸软，耳鸣、耳聋，五心烦热或形寒肢冷，舌淡，苔薄白，脉沉细无力。多由于肝肾不足、精血亏虚，不能充养筋骨所致。

二、眩晕类

以眩晕、头痛为主要临床表现，临床上也较常见，多由于椎动脉在横突孔中上行过程中受到挤压，或寰枕关节病变压迫椎动脉所致，临床上可伴有痹证类疼痛、麻木症状，根据患者体质和病变性质分为气血两虚、肝肾不足、痰浊上蒙等型。

1. 气血亏虚型

头晕眼花，与体位有关，枕部痛或麻，颈部隐痛，上肢可见疼痛、麻木无力，以上诸症遇劳加重，休息减轻，伴气短懒言、倦怠纳减、心悸少眠，舌淡，脉细弱，多由于气血亏虚，不能上荣于脑所致。

2. 肝肾不足型

头晕目眩，与头颈活动有关，头枕部可有疼痛、麻木，颈部疼痛，上肢可伴疼痛、麻木，多伴腰膝酸软、耳鸣耳聋，四肢不温或五心烦热，舌淡或舌红，脉沉细或弦细。多由肝肾不足、精血不充，不能上充于脑、颈部筋骨所致。

3. 痰浊上蒙

眩晕而头重如裹，颈部活动或旋转诱发或加重，颈部、头枕部酸痛沉重，病情缠绵难愈，多伴胸脘痞闷、恶心呕吐、少食多寐，苔白腻，脉濡滑。多由于痰浊上扰蒙蔽清阳、痹阻筋骨所致。

三、痿证类

以四肢痿软麻木无力，甚至不能站立或活动为主要临床表现，为颈椎病之重证，多见于脊髓型颈椎病，少数见于神经根型颈椎病，根据症状性质分为肝肾亏损、湿热郁滞、气滞血瘀等型。

1. 肝肾亏损

单侧或双侧下肢麻木无力、沉紧、走路不稳、行走困难，双足如踏棉花感，可向上发展，颈部强硬、活动不利，伴腰膝酸软、耳鸣耳聋、头目眩晕、遗精阳萎、尿频、大便乏力等，舌红少苔或舌淡，脉细数或沉细无力。多由于肝肾亏损、精血不足、筋骨失养所致。

2. 湿热郁滞

初起单足或双足痿软、微热而肿、麻木无力、行走不稳，喜冷恶热，逐渐向上发展，下肢、上肢亦出现痿软麻木无力，颈部可酸痛，胸脘满闷，小便赤涩不尽，大便溏泄不爽，苔黄腻，脉濡数。多由于湿热浸淫、气血阻滞所致。

3. 气滞血瘀

一侧或两侧下肢痿软麻木无力，先从足开始，逐渐向上发展、走路困难，可出现上肢麻木无力，颈部疼痛、拒按，痛处固定不移，皮肤枯燥、无光泽、甚至肌肤甲错，舌质紫暗，或有瘀斑瘀点，脉弦细或细涩。多由外伤、劳损、情志不遂等导致气滞血瘀、瘀血内停、新血则不达，不能滋养所致。

另外，中医认为，这些功能由经络来完成，故经络与颈部关系密切，手三阳经皆循行于颈与上肢，足三阳经循行于颈、躯干、下肢，手三阴经循行于上肢，手少阴、手太阴分支至颈部，足三阴经循行于下肢，其支脉上行至颈，故与颈部有直接关系，督、任二脉分行颈部前、后正中线，而颈椎病主要以颈、上肢为主要临床表现，所以辨证分经主要分析手三阳经、手三阴经。

① 手阳明经病：颈外侧、肩、上肢前外侧疼痛、麻木，直至示指、颈侧屈不利、可向上肢放射，颈外侧压痛、上肢前外侧可有压痛，上肢活动无力。

② 手少阳经病：颈外侧疼痛、压痛，颈侧屈不利，枕部可疼痛沉重，向上放散，上肢外侧疼痛、麻木，可向中指、环指放射，上肢外侧中部可有压痛。

③ 手太阳经病：颈后外侧疼痛、压痛，颈屈伸、侧屈不利，上背酸楚疼痛、压痛，上臂后侧、前臂尺侧疼痛，可连及小指，头过伸诸症加重，前臂尺侧、小指麻木、活动无力。

④ 手太阴经病：肩前部内侧疼痛酸楚，上及缺盆，下向上肢内侧前缘放射，可至拇指，上臂内侧，前臂桡侧、拇指麻木无力，颈部可见疼痛，肩前部可有压痛。

⑤ 手少阴经病：肩前内侧酸痛，向下放射至上臂内侧后缘，前臂内侧后缘、掌、小指酸痛无力。

⑥ 足太阳经病：颈部酸痛僵硬、头枕部疼痛麻木、上背疼痛怕凉，头、颈、上背部可有压痛。

临证中可能为一经有病，也可能以一经为主，二经、三经同时发病，所以辨证分经时，应综合考虑。

第二节　颈椎病的西医分型

临床根据损伤或刺激的部位不同可分为颈型颈椎病、神经根型颈椎病、椎动脉型颈椎病、交感神经型颈椎病、脊髓型颈椎病和混合型颈椎病六种。

一、颈型

外伤是颈型颈椎病的基本病因，颈部肌肉、韧带、关节囊的急性或慢性损伤，椎体移位，小关节错位导致某肌群痉挛，机体受风寒侵袭、感冒、高枕或睡眠头位不当，使颈项部某些肌肉、韧带、神经受到牵张或压迫亦可造成颈椎病急性发作。多在夜间或晨起时发病，有自动缓解与复发的倾向。轻者每次发作不经治疗1周左右可自行缓解，女性多见，发病诱因与职业有关，多见于刺绣、缝纫、书写或绘画等长期低头工作者；重者可持续数周乃至数月不缓解，并可合并或发展为其他型。

1. 症状

颈项强硬、疼痛，亦可整个肩背疼痛，不能作低头、仰头、转头活动，呈现斜颈的强迫姿势，患者不能单独作颈部活动，必须活动时，需颈和躯干共同旋转，少有反射性臂和手的疼痛、胀、麻，咳嗽、打喷嚏时加重等神经根症状，可伴有交感神经受累而出现头痛、头晕，其中以头痛多见，其部位可为枕、顶、耳后或一侧头痛。

2. 体征

① 强迫头位，活动受限。

② 颈椎棘突、椎旁肌或斜方肌与胸锁乳突肌有压痛，冈上肌、冈下肌也有压痛。

③ 有继发性前斜角肌痉挛，压痛范围扩大，可在胸锁乳突肌内侧，相当于$C_{3\sim6}$横突水平，扪到痉挛的肌肉，稍加用力，疼痛可放射至肩、臂及手部。

3. 影像学检查

颈椎5位片必有异常改变，一般改变较轻微，如生理曲度变直，小关节突增生、移位，椎间隙变窄，顺列不良或梯形变等。

二、神经根型

神经根型在颈椎病发病率最高，临床上又很常见。临床主要表现为与脊神经分布区相一致的运动、感觉和反射障碍，然而，若以交感神经功能障碍为主，虽主观感觉异常明显，但是常常查不出客观的感觉障碍。

1. 症状

颈、肩、臂疼痛，程度可轻重不一，轻者仅酸痛，重者可出现剧痛难忍，甚至彻夜难眠，疼痛呈阵发性加剧，多伴有麻木、无力，上肢麻木、疼痛呈颈神经支配区域分布，部位固定，界限清楚。咳嗽、深呼吸、喷嚏、颈部活动时，患肢症状可诱发或加重，日久上肢肌肉可有萎缩。

2. 体征

颈部活动受限，病变棘突旁压痛并向患肢放射，患肢也可反射性压痛。椎间孔挤压试验、臂丛神经牵拉试验阳性，受累神经支配区域皮肤感觉减退、肌肉可萎缩、肌力减弱。

3. 影像学检查

颈椎椎节不稳、生理曲度变直或消失、棘突偏歪、钩椎增生、椎间孔变小、椎间隙变窄等各种异常征象中的一种、两种或多种。

三、椎动脉型

椎动脉型是颈椎病常见类型，尤其近些年由于半卧位于床上看电视或低头致颈椎生理弧度变直，椎动脉受到牵拉或压迫而引起。病人出现头晕、头痛症状，病人很容易选择脑科就诊；出现心慌、胸闷症状时选择心血管科就诊；出现恶心、欲呕症状时选择消化内科就诊。这样延误了颈椎病的治疗。

1. 症状

眩晕呈旋转性、浮动性、一赶性，有倾斜感、移动感，转动颈部诱发或加重，可伴有耳鸣、耳聋、视物模糊、记忆力减退等。猝倒前无预兆，多在行走或站立、或颈部旋转屈伸时突然下肢无力而跌倒，瞬间即清醒、立即起身后可活动。头痛位于枕部、顶枕部，多为单侧，呈胀痛、跳痛，常因转头而诱发。极少部分可有恶心、呕吐、上腹部不适、心悸、胸闷、多汗或无汗、尿频、尿急、声音嘶哑、吞咽困难等。

2. 体征

椎动脉旋转扭曲试验阳性。

3. 影像学检查

可见钩椎增生、椎间孔狭小、椎体不稳等。脑血流图检查对诊断有重要意义。

四、脊髓型

脊髓型颈椎病虽然较少见，但其症状比较严重，若延误治疗致残率高。慢性起病者，因症状不太重，易被忽视；病变早期，由于感觉障碍平面往往在胸段或腰骶段，缺少经验者常常在胸段及其以下进行 CT、MRI 等影像学检查，因无阳性发现而漏诊。无论误诊或漏诊都会丧失早期治疗的机会。

1. 症状

疼痛多不明显，下肢可见麻木无力、沉重、发紧、怕冷、酸胀、水肿、站立不稳、步态蹒跚、闭目行走摇摆、脚尖不能离地、颤抖，指鼻试验、跟膝胫试验阳性，可有尿急、排尿不尽、尿潴留、便秘或失调。

2. 体征

屈颈试验阳性，浅反射迟钝或消失，深反射亢进。

3. X 线检查

颈椎生理曲度变直或向后成角，椎间隙变窄、椎体退变增生、后纵韧带钙化，先天性椎体融合等。

4. CT 检查

椎体后骨刺、椎间盘向后突出、脱出，后纵韧带钙化、黄韧带钙化等。

5. 磁共振成像检查

脊髓受压明显，多因骨刺、椎间盘、黄韧带肥厚引起。

五、交感神经型

在其他型颈椎病症状中，都有交感神经功能异常和临床症状，仅是多少之别。这里主要对颈椎病中以交感神经功能障碍为最主要表现的类型加以阐述。

1. 症状

颈枕痛或偏头痛、头晕、头沉，眼胀、视物模糊、流泪、眼睑无力、视力减退，咽部不适、有异物感，耳鸣、耳聋，舌尖麻木、牙痛，胸闷、心悸、心痛、失眠，腹泻、便秘、恶心、呕吐，哮喘，尿频、尿急、排尿困难，极少肢体麻木、遇冷加重，或呈间歇性皮肤发红、发热、肿胀，多汗或无汗等。

2. 体征

颈部可有压痛，可出现霍纳征，瞳孔缩小，眼睑下垂、眼球下陷等。

3. 影像学检查

寰枢椎半脱位、颈椎旋转移位、骨质增生等。

六、混合型

在临床上，上述各型很少单独出现或存在，最常见的是同时存在两种或两种以上类型的症状。

第六章　颈椎病的治疗方法

临床上治疗颈椎病的方法较多，主要分手术治疗和非手术治疗两大类。临床过度手术者较为常见，因术后创伤，颈椎结构被破坏，稳定性下降，而且颈部僵硬，活动范围减小是常见问题。本章主要介绍非手术治疗方法，临床大量的疗效数据显示，非手术治疗总有效率可达98%左右，其中中西医结合治疗为本病治疗增添了新的治疗手段。非手术治疗多数不需要住院，患者花费少、痛苦小，保持正常解剖结构不被破坏，是未来治病值得推广的方法。

第一节　牵 引 疗 法

牵引疗法是应用外力对身体某一部位或关节施加牵拉力，使其发生一定的分离，周围软组织得到适当的牵伸，从而达到治疗目的的一种方法，是治疗颈椎病的常用有效措施之一，已被国内外广泛采用。

一、牵引的作用

① 松弛颈部痉挛肌肉。

② 改善局部血液循环，促进水肿的吸收和炎症的消退，有利于损伤的软组织修复。

③ 调整脊柱后关节的微细异常改变，使脊柱后关节嵌顿的滑膜或关节突关节的错位得到复位。

④ 拉大椎间隙，减轻椎间盘内压力，有利于膨出的间盘回缩以及外突的间盘回纳。

⑤ 松解软组织粘连，牵伸挛缩的关节囊和韧带。

⑥ 使椎间孔增大，解除神经根的刺激和压迫。

⑦ 改善或恢复脊柱的正常生理弯曲。

二、牵引的种类

脊椎牵引方法多种多样。根据治疗时患者体位不同，分为仰卧位牵引和坐位牵引；根据牵引力来源不同，分为用患者自身重量牵引、手法牵引、机械牵引、电动牵引；根据牵引持续时间不同，分为持续牵引与间歇牵引。

三、牵引的方法

应根据患者病情、体质、治疗条件选用等具体情况选用合适的牵引方法。通常采用坐位牵引，但病情较重或不能坐位牵引时可用卧式牵引。牵引效果主要由牵引的角度、时间和重量等因素决定。

1. 角度

若需要牵引力作用于上颈段或环枢关节，前倾角度应小或垂直牵引，若需要牵引力作用于下颈段，牵引角度应稍向前倾，可在 20°～30°之间。

2. 重量

间歇牵引的重量可以其自身体重的 10%～20%确定，持续牵引则应适当减轻。初始重量较轻，以后逐渐增加，以能忍受为度。

3. 时间

牵引时间以连续牵引 20 分钟，间歇牵引则 20～30 分钟为宜，每天一次，10 天为一疗程。

4. 方式

多数用连续牵引，也可用间歇牵引或两者相结合。

四、适应证和禁忌症

1. 适应症

颈椎性头痛、颈椎性头晕、颈椎性神经症群、颈椎性肢体无力与肌肉萎缩、感型颈椎痛、早期脊髓型颈椎病、椎—基底动脉型颈椎病、混合型颈椎病等。

2. 禁忌症

颈椎骨折、肿瘤、结核、重度椎管狭窄、重度椎—基底动脉供血不足等。

五、注意事项

应充分考虑个体差异，并密切观察牵引时患者的感受及反应，根据实际情况作必要的调整。一般身体整体状况好、年轻者，牵拉力可大些，体弱、老年人，牵引的时间要短些，重量也要轻些。牵引过程要了解患者反应，如有不适或症状加重应及时停止治疗，寻找原因或更改治疗方法。

第二节　针刺疗法

一、针刺的作用

1. 疏通经络

经络“内属于脏腑，外络于肢节”运行气血是其主要的生理功能之一。疏通经络的作用就是使淤阻的经络通畅而发挥其正常的生理作用。针灸是最基本最直接的治疗方法。经络不通，气血运行受阻，临床表现为疼痛、麻木、肿胀、瘀斑等症状。选择相应的腧穴和针刺手法及三棱针点刺出血等使经络通畅，气血运行正常。

2. 调和阴阳

针灸调和阴阳的作用就是可使机体从阴阳失衡的状态向平衡状态转化，是针灸治疗最终要达到的目的。疾病发生的机理是复杂的，但从总体上可归纳为阴阳失衡。针灸调和阴阳是通过经络阴阳属性、经穴配伍和针刺手法完成的。

3. 扶正祛邪

针灸扶正祛邪的作用就是扶助机体正气及驱除病邪。疾病的发生发展及转归的过程，实质上就是正邪相争的过程。针灸治病，就在于其能发挥扶正祛邪的作用。

二、相关腧穴

腧穴是人体脏腑经络之气输注于体表的部位，通过针刺相关腧穴，可起到调理局部气血，疏经通络的功效，从而到达治疗的目的。在颈椎病的治疗上，既需要掌握局部的穴位，还需要了解一些疗效显著的远道腧穴。下面介绍一些与颈椎病治疗相关的腧穴。

1. 手三阴经腧穴

(1) 尺泽

定位：在肘横纹中，肱二头肌腱桡侧凹陷处。

主治：气喘，咽喉肿痛，胸部胀满，肘臂挛痛。

操作：直刺 0.8～1.2 寸，或点刺出血；可灸。

(2) 列缺

定位：在前臂桡侧缘，桡骨茎突上方，腕横纹上 1.5 寸，当肱桡肌与拇长展肌腱之间。

主治：偏正头痛，项强，半身不遂，口眼歪斜，牙痛。

操作：向上或向下斜刺 0.3～0.8 寸；可灸。

(3) 少海

定位：屈肘，在肘横纹内侧端与肱骨内上髁连线的中点处。

主治：心痛，臂麻，手颤，肘挛，瘰疬。

操作：直刺 0.5 ～1 寸；可灸。

(4) 曲泽

定位：在肘横纹中，当肱二头肌腱的尺侧缘。

主治：心痛，心悸，胃痛，呕吐，泄泻，热病，肘臂挛病。

操作：直刺 0.8～1.2 寸，或点刺出血；可灸。

(5) 间使

定位：在前臂掌侧，当曲泽与大陵的连线上，腕横纹上 3 寸，掌长肌腱与桡侧腕屈肌腱之间。

主治：心痛，心悸，胃痛，呕吐，臂痛。

操作：直刺 0.5 ～1 寸；可灸。

(6) 内关

定位：在前臂掌侧，当曲泽与大陵的连线上，腕横纹上 2 寸，掌长肌腱与桡侧腕屈肌腱之间。

主治：心痛，心悸，胸闷，胸痛，胃痛，呕吐，臂痛。

操作：直刺 0.5 ～1 寸；可灸。

2. 手三阳经腧穴

(1) 合谷

定位：在手背，第 1、2 掌骨之间，当第 2 掌骨桡侧的中点处。

主治：头痛，齿痛，目赤肿痛，咽喉肿痛，鼻衄，鼻渊，耳聋，口眼歪斜，痄腮，牙关紧闭，半身不遂，发热恶寒，无汗，多汗。

操作：直刺 0.5～1 寸；可灸。孕妇禁针。

(2) 阳溪

定位：在腕背横纹桡侧，手拇指向上翘起时，当拇短伸肌腱与拇长伸肌腱之间的凹陷处。

主治：头痛，齿痛，咽喉肿痛，目赤肿痛，手腕痛。

操作：直刺 0.5～0.8 寸；可灸。

(3) 手三里

定位：在前臂背面桡侧，当阳溪与曲池连线上，肘横纹下 2 寸。

主治:腹痛,腹泻,齿痛,上肢不遂,肩背疼痛。

操作:直刺 0.8～1.2 寸;可灸。

(4) 曲池

定位:在肘横纹外侧端,屈肘,当尺泽与肱骨外上髁连线之中点。

主治:咽喉肿痛,齿痛,手臂肿痛无力,半身不遂,高血压,瘰疬,癫狂。

操作:直刺 0.5～1 寸;可灸。

(5) 臂臑

定位:在臂外侧,三角肌止点处,当曲池与肩髃连线上,曲池上 7 寸。

主治:肩臂疼痛,颈项强急,瘰疬。

操作:直刺 0.5～1 寸;可灸。

(6) 肩髃

定位:在肩部,三角肌上,臂外展或向前平伸时,当肩峰前下方凹陷处。

主治:肩臂疼痛,半身不遂,瘰疬。

操作:直刺或向下斜刺 0.8～1.5 寸;可灸。

(7) 巨骨

定位:在肩上部,当锁骨肩峰端与肩胛冈之间凹陷处。

主治:肩背及上臂疼痛、伸展及抬举不利,瘰疬,瘿气。

操作:直刺 0.4～0.6 寸,不可深刺,以免造成气胸;可灸。

(8) 迎香

定位:在鼻翼外缘中点旁,当鼻唇沟中。

主治:鼻塞不通,鼻衄,鼻渊,口歪,面痒,面肿。

操作:斜刺或平刺 0.3～0.5 寸;禁灸。

(9) 外关

定位:在前臂背侧,当阳池与肘尖的连线上,腕背横纹上 2 寸,尺骨与桡骨之间。

主治:头痛,颊肿,耳鸣,耳聋,目赤肿痛,胁痛,瘰疬,上肢痹痛。

操作:直刺 0.5～1 寸;可灸。

(10) 支沟

定位:在前臂背侧,当阳池与肘尖的连线上,腕背横纹上 3 寸,尺骨与桡骨之间。

主治:耳鸣,耳聋,暴喑,胁肋痛,呕吐,便秘,热病,肩臂酸痛。

操作:直刺 0.5～1 寸;可灸。

(11) 肩髎

定位:在肩部,肩髃后方,当臂外展时,于肩峰后下方呈现凹陷处。

主治：肩臂疼痛不举，上肢痿痹。

操作：向肩关节直刺 1～1.5 寸；可灸。

(12) 翳风

定位：在耳垂后方，当乳突与下颌角之间的凹陷处。

主治：耳鸣，耳聋，口眼歪斜，牙关紧闭，齿痛，颊肿，瘰疬。

操作：直刺 0.8～1.2 寸；可灸。

(13) 后溪

定位：在手掌尺侧，微握拳，当小指本节(第 5 掌指关节)后的远侧掌横纹头赤白肉际处。

主治：头项强痛，耳聋，目眩，目赤，咽喉肿痛。

操作：直刺 0.5～1 寸；可灸。

(14) 腕骨

定位：在手掌尺侧，当第 5 掌骨基底与钩骨之间的赤白肉际凹陷处。

主治：头痛，项强，耳鸣，耳聋，目翳，指挛臂痛。

操作：直刺 0.3～0.5 寸；可灸。

(15) 养老

定位：在前臂背面尺侧，当尺骨小头近端桡侧凹陷中。

主治：目视不明，肩臂疼痛。

操作：直刺或斜刺 0.5～0.8 寸；可灸。

(16) 支正

定位：在前臂背面尺侧，当阳谷与小海的连线上，腕背横纹上 5 寸。

主治：头痛，项强，目眩，肘挛，手指痛。

操作：直刺 0.5～0.8 寸；可灸。

(17) 小海

定位：在肘内侧，当尺骨鹰嘴与肱骨内上髁之间凹陷处。

主治：肘臂疼痛，耳鸣，耳聋。

操作：直刺 0.3～0.5 寸；可灸。

(18) 肩贞

定位：在肩关节后下方，臂内收时，腋后纹头上 1 寸。

主治：肩胛痛，手臂麻木，上肢不举，缺盆中痛。

操作：直刺 1～1.5 寸；可灸。

(19) 臑俞

定位：在肩部，当腋后纹头直上，肩胛冈下缘凹陷中。

主治：肩臂疼痛，瘰疬。

操作:直刺 1～1.5 寸;可灸。

(20) 天宗

定位:在肩胛部,当冈下窝中央凹陷处,与第 4 胸椎相平。

主治:肩胛疼痛,肘臂外后侧痛,气喘,乳痈。

操作:直刺或斜刺 0.5～1 寸;可灸。

(21) 秉风

定位:在肩胛冈上窝中央,天宗直上,举臂有凹陷处。

主治:肩臂疼痛,上肢酸麻。

操作:直刺 0.5 ～1 寸;可灸。

(22) 曲垣

定位:在肩胛部,冈上窝内侧端,当臑俞与第 2 胸椎棘突连线的中点处。

主治:肩胛部疼痛,拘挛。

(23) 肩外俞

定位:在背部,当第 1 胸椎棘突下,旁开 3 寸。

主治:肩背酸痛,颈项强急。

操作:斜刺 0.5～0.8 寸;可灸。

(24) 肩中俞

定位:在背部,当第 7 颈椎棘突下,旁开 2 寸。

主治:肩背疼痛,咳嗽,哮喘。

操作:斜刺 0.5～0.8 寸;可灸。

(25) 天窗

定位:在颈外侧部,胸锁乳突肌的后缘,扶突后,与喉结相平。

主治:耳鸣,耳聋,咽喉肿痛,暴喑,颈项强痛。

操作:直刺 0.5～1 寸;可灸。

(26) 天容

定位:在颈外侧部,当下颌角的后方,胸锁乳突肌的前缘凹陷中。

主治:耳鸣,耳聋,咽喉肿痛,颈项强痛。

操作:直刺 0.5 ～1 寸;可灸。

(27) 听宫

定位:在面部,耳屏前,下颌骨髁状突的后方,张口时呈凹陷处。

主治:耳鸣,耳聋,聤耳,齿痛。

操作:张口,直刺 1～1.5 寸;可灸。

3. 足三阳经腧穴

(1) 承泣

定位:在面部瞳孔直下,当眼球与眶下缘之间。

主治:眼睑瞤动,目赤肿痛,夜盲,迎风流泪,口眼歪斜。

操作:用左手食指将眼球轻推向上固定,紧靠眶下缘缓慢直刺0.3～0.7寸,可轻微捻转,不宜提插,出针后压迫针孔片刻,以防出血;禁灸。

(2) 四白

定位:在面部瞳孔直下,当眶下孔凹陷处。

主治:目赤痛痒,目翳,眼睑瞤动,迎风流泪,口眼歪斜,头痛目眩。

操作:直刺0.3～0.5寸;禁灸。

(3) 地仓

定位:在面部口角外侧,上直对瞳孔。

主治:口眼歪斜,口角瞤动,流涎,齿痛。

操作:向颊车方向平刺0.5～1.5寸;可灸。

(4) 颊车

定位:在面颊部,下颌角前上方约一横指(中指),当咀嚼时咬肌隆起,按之凹陷处。

主治:口眼歪斜,颊肿,齿痛,牙关紧闭,面肌痉挛。

操作:直刺0.3～0.5寸,或向地仓平刺1～1.5寸;可灸。

(5) 下关

定位:在面部耳前方,当颧弓与下颌切迹所形成的凹陷中。

主治:齿痛,耳鸣,耳聋,口眼歪斜,面痛,牙关开合不利。

操作:直刺0.5～1.2寸;可灸。

(6) 听会

定位:在面部,当耳屏间切际的前方,下颌关节髁状突的后缘,张口有凹陷处。

主治:耳鸣,耳聋,齿痛,面痛,口歪,牙关不利。

操作:张口,直刺0.5～1寸;可灸。

(7) 头维

定位:在头侧部,当额角发际上0.5寸,头正中线旁开4.5寸。

主治:头痛,目眩,目痛,迎风流泪。

操作:平刺0.5～1寸;可灸。

(8) 睛明

定位:在面部,目内眦角稍上方凹陷处。

主治:目赤肿痛,迎风流泪,胬肉攀睛,目视不明,近视,夜盲,色盲。

操作:嘱患者闭目,医者左手轻推眼球向外侧固定,右手缓慢进针,紧靠眶缘直刺 0.3～0.5 寸,不宜作大幅度捻转、提插,出针后按压针孔片刻,以防出血;禁灸。

(9) 攒竹

定位:在面部,当眉头陷中,眶上切迹处。

主治:头痛,目眩,眉棱骨痛,目视不明,目赤肿痛,眼睑瞤动,口眼歪斜,近视。

操作:平刺 0.5～0.8 寸;禁灸。

(10) 眉冲

定位:在面部,当攒竹直上,人发际 0.5 寸,神庭与曲差连线之间。

主治:头痛,眩晕,目视不明,痫证,鼻塞。

操作:平刺 0.3～0.5 寸;禁灸。

(11) 曲差

定位:在头部,当前发际正中直上 0.5 寸,旁开 1.5 寸,即神庭与头维连线的内 1/3 与中 1/3 交点上。

主治:头痛,目眩,目视不明,鼻塞,鼻衄。

操作:平刺 0.5～0.8 寸;可灸。

(12) 五处

定位:在头部,当前发际正中直上 l 寸,旁开 11.5 寸。

主治:头痛,目眩,痫证。

操作:平刺 0.5～0.8 寸;可灸。

(13) 承光

定位:在头部,当前发际正中直上 2.5 寸,旁开 1.5 寸。

主治:头痛,目眩,鼻塞,热病无汗。

操作:平刺 0.5～0.8 寸;可灸。

(14) 通天

定位:在头部,当前发际正中上 4 寸,旁开 1.5 寸。

主治:头痛,眩晕,鼻塞,鼻衄,鼻渊。

操作:平刺 0.5～0.8 寸;可灸。

(15) 络却

定位:在头部,当前发际正中直上 5 寸,旁开 1.5 寸。

主治:眩晕,耳鸣,目视不明,癫狂。

操作:平刺 0.5～0.8 寸;可灸。

(16) 玉枕

定位:在头后部,当后发际正中直上 2.5 寸,旁开 1.3 寸。

主治:头痛,目痛,鼻塞。

操作:平刺 0.3～0.5 寸;可灸。

(17) 天柱

定位:在项部,大筋(斜方肌)外缘之后发际凹陷中,约当后发际正中旁开 1.3 寸。

主治:头痛,项强,眩晕,咽喉肿痛,肩背痛。

操作:直刺 0.5～0.8 寸,不可向内上方深刺;可灸。

(18) 昆仑

定位:在足部外踝后方,当外踝尖与跟腱之间凹陷处。

主治:头痛,项强,目眩,鼻衄,肩背拘急,腰痛,痫证,难产,足跟痛。

操作:直刺 0.5～0.8 寸;可灸。孕妇禁针。

(19) 申脉

定位:在足外侧部,外踝直下方凹陷处。

主治:痫证,癫狂,头痛,失眠,眩晕。

操作:直刺 0.3～0.5 寸;可灸。

(20) 京骨

定位:在足外侧,第 5 跖骨粗隆下方,赤白肉际处。

主治:头痛,项强,癫痫,目翳。

操作:直刺 0.3～0.5 寸;可灸。

(21) 束骨

定位:在足外侧,足小趾本节(第 5 跖趾关节)的后方,赤白肉际处。

主治:头痛,项强,目眩,癫狂。

操作:直刺 0.3～0.5 寸;可灸。

(22) 足通谷

定位:在足外侧,足小趾本节(第 5 跖趾关节)的前方,赤白肉际处。

主治:头痛,项强,目眩,鼻衄,癫狂。

操作:直刺 0.2～0.3 寸;可灸。

(23) 上关

定位:在耳前,下关直上,当颧弓的上缘凹陷处。

主治:偏头痛,耳鸣,耳聋,口眼歪斜,齿痛,口噤。

(24) 悬颅

定位:在头部鬓发上,当头维与曲鬓弧形连线的中点处。

主治：偏头痛，目外眦痛，齿痛。

操作：平刺 0.5～0.8 寸；可灸。

(25) 悬厘

定位：在头部鬓发上，当头维与曲鬓弧形连线的上 3/4 与下 1/4 交点处。

主治：偏头痛，目外眦痛，耳鸣。

操作：平刺 0.5～0.8 寸；可灸。

(26) 曲鬓

定位：在头部，当耳前鬓角发际后缘的垂直线与耳尖水平线交点处。

主治：头痛，齿痛，牙关紧闭，暴喑。

操作：平刺 0.5～0.8 寸；可灸。

(27) 率谷

定位：在头部，当耳尖直上人发际 1.5 寸，角孙直上方。

主治：偏头痛，眩晕，呕吐，小儿急、慢惊风。

操作：平刺 0.5～0.8 寸；可灸。

(28) 头窍阴

定位：在头部，当耳后乳突的后上方，天冲与完骨的弧形连线的中 1/3 与下 1/3 交点处。

主治：头痛，耳鸣，耳聋。

操作：平刺 0.5～0.8 寸；可灸。

(29) 完骨

定位：在头部，当耳后乳突的后下方凹陷处。

主治：头痛，失眠，颈项强痛，齿痛，口歪，疟疾，癫痫。

操作：直刺 0.5～0.8 寸；可灸。

(30) 头临泣

定位：在头部，当瞳孔直上人前发际 0.5 寸，神庭与头维连线的中点处。

主治：头痛，目眩，流泪，鼻塞，鼻渊。

操作：平刺 0.5～0.8 寸，可灸。

(31) 风池

定位：在项部，当枕骨之下，与风府相平，胸锁乳突肌与斜方肌上端之间的凹陷处。

主治：头痛，眩晕，颈项强痛，目赤痛，鼻渊，鼻衄，耳鸣，感冒，热病，疟疾，中风，癫痫。

操作：针尖向鼻尖方向刺 0.8～1.2 寸，或透向对侧风池；可灸。

(32) 肩井

定位:在肩上,前直对乳中,当大椎与肩峰端连线的中点。

主治:头项强痛,肩背疼痛,上肢不遂,难产,乳痈,乳汁不下。

操作:直刺 0.5～0.8 寸,不宜深刺,以免伤及肺脏;孕妇禁针;可灸。

(33) 悬钟

定位:在小腿外侧,当外踝尖上 3 寸,腓骨前缘。

主治:颈项强痛,胸胁胀痛,半身不遂,下肢痿痹。

操作:直刺 0.8 ～1 寸;可灸。

4. 督任脉腧穴

(1) 大椎

定位:在后正中线上,第 7 颈椎棘突下凹陷中。

主治:头痛项强,癫痫,肩背痛,腰脊强。

操作:直刺 0.5 ～1 寸;可灸。

(2) 哑门

定位:在项部,当后发际正中直上 0.5 寸,第 1 颈椎下。

主治:暴喑,舌强不语,中风,癫、痫,头痛,项强。

操作:直刺或向下斜刺 0.5 ～1 寸,不向上斜刺和深刺,严防刺伤延髓。

(3) 风府

定位:在项部,当后发际正中直上 1 寸,枕外隆凸直下,两斜方肌之间凹陷。

主治:头痛,项强,眩晕,鼻衄,咽喉肿痛,中风不语,癫狂。

操作:直刺或向下斜刺 0.5～1 寸,不宜深刺,防止刺伤延髓。

(4) 脑户

定位:在头部,后发际正中直上 2.5 寸,风府上 1.5 寸,枕外隆凸的上缘凹陷。

主治:头痛,头晕,项强,失音,癫痫。

操作:平刺 0.5～0.8 寸;可灸。

(5) 强间

定位:在头部,当后发际正中直上 4 寸(脑户上 1.5 寸)。

主治:头痛,目眩,项强,癫狂。

操作:平刺 0.5～0.8 寸;可灸。

(6) 后顶

定位:在头部,当后发际正中直上 5.5 寸(脑户上 3 寸)。

主治:头痛,眩晕,癫狂,痫证。

操作:平刺 0.5～0.8 寸;可灸。

(7) 百会

定位：在头部，当前发际正中直上 5 寸，或两耳尖连线的中点处。

主治：头痛，眩晕，中风失语，癫狂，脱肛，阴挺，不寐。

操作：平刺 0.5～0.8 寸；可灸。

(8) 前顶

定位：在头部，当前发际正中直上 3.5 寸(百会前 1.5 寸)。

主治：头痛，眩晕，鼻渊，癫痫。

操作：平刺 0.5～0.8 寸；可灸。

(9) 囟会

定位：在头部，当前发际正中直上 2 寸(百会前 3 寸)。

主治：头痛，眩晕，鼻渊，小儿惊痫。

操作：平刺 0.5～0.8 寸，小儿囟门未闭者禁针；可灸。

(10) 上星

定位：在头部，当前发际正中直上 1 寸。

主治：头痛，目痛，鼻渊，鼻衄，癫狂。

操作：平刺 0.5～0.8 寸；可灸。

(11) 神庭

定位：在头部，当前发际正中直上 0.5 寸。

主治：头痛，眩晕，失眠，鼻渊，癫痫。

操作：平刺 0.5～0.8 寸；可灸。

(12) 水沟

定位：在面部，当人中沟的上 1/3 与中 1/3 交点处。

主治：昏迷，晕厥，癫狂，痫证，小儿惊风，口角歪斜，腰脊强痛。

操作：向上斜刺 0.3～0.5 寸。

(13) 膻中

定位：在胸部，当前正中线上，平第 4 肋间，两乳头连线的中点。

主治：咳嗽，气喘，胸痛，心悸，乳少，呕吐，噎膈。

操作：平刺 0.3～0.5 寸；可灸。

(14) 廉泉

定位：在颈部，当前正中线上，喉结上方，舌骨上缘凹陷处。

主治：舌下肿痛，舌纵流涎，舌强不语，暴喑，喉痹，吞咽困难。

操作：向舌根斜刺 0.5～0.8 寸；可灸。

(15) 承浆

定位：在面部，当颏唇沟的正中凹陷中。

主治：口歪，面肿，齿龈肿痛，流涎，暴喑，癫狂。

操作：斜刺 0.3～0.5 寸；可灸。

5. 经外奇穴

(1) 四神聪

定位：在头顶部，当百会前、后、左、右各 1 寸，共 4 穴。

主治：头痛，眩晕，失眠，健忘，癫痫。

操作：平刺 0.5～0.8 寸；可灸。

(2) 印堂

定位：在额部，当两眉头的中间。

主治：头痛，眩晕，鼻衄，鼻渊，小儿惊风，失眠。

操作：平刺 0.3～0.5 寸，或点刺出血；可灸。

(3) 太阳

定位：在颞部，当眉梢与目外眦之间，向后约一横指的凹陷处。

主治：头痛，牙痛，目疾，面瘫。

操作：直刺或斜刺 0.5～0.8 寸，或点刺出血。

(4) 牵正

定位：在面颊部，耳垂前 0.5 ～1 寸处。

主治：口歪，口疮。

操作：向前斜刺 0.5～0.8 寸；可灸。

(5) 翳明

定位：在项部，当翳风后 1 寸。

主治：头痛，眩晕，目疾，耳鸣，失眠。

操作：直刺 0.5 ～1 寸；可灸。

(6) 颈夹脊穴

定位：在背腰部，当第 1 颈椎至第 7 颈椎棘突下两侧，后正中线旁开 0.5 寸，每侧 7 穴，左、右共 17 穴。

主治：颈部僵硬。

操作：向下颌方向斜刺 0.3～0.5 寸。

三、选穴治疗

1. 循经选穴

根据病变所在部位，确定何经络受阻，首选该经腧穴，适当配合表、里经，同名经腧穴，以助疗效。

（1）本经选穴

本经病变，主选本经穴位进行治疗，遵循“宁失其穴，勿失其经”的原则。

① 手太阴经：肩前内侧酸楚疼痛，上及缺盆，下向上肢内侧前缘放射，可到拇指，上臂内侧前缘、前臂桡侧、拇指麻木无力，颈部可有压痛，肩前部压痛。选取：颈夹脊穴、尺泽、列缺等。

② 手少阴经：肩前内侧酸痛，向下放射至上臂内侧后缘，前臂内侧后缘、掌面、小指，也可出现麻木、无力。选取：颈夹脊穴、少海、少府等。

③ 手阳明经：见颈外侧、肩、上肢前外侧酸痛、麻木、活动无力，可连及示指，颈侧屈不利，患侧屈可向患肢放射，出现疼痛或使疼痛加重，颈外侧、肩、上肢前外侧可有压痛。选取：颈夹脊穴、巨骨、肩髃、曲池、手三里、合谷等。

④ 手少阳经：颈外侧疼痛、压痛，头侧部可出现沉重疼痛，上颈部压痛可向头侧放射，颈侧屈可向患肢外侧放射，甚至到环指，上肢外侧疼痛、麻木、无力，可有压痛。选取：颈夹脊穴、翳风、肩髎、臑会、外关等。

⑤ 手太阳经：颈后外侧疼痛、压痛，颈屈伸，侧屈不利，上背部酸痛、压痛，上臂后侧、前臂尺侧疼痛，可连及小指，头过伸疼痛加重，前臂尺侧、小指可出现麻木无力。选取：颈夹脊穴、肩中俞、肩外俞、天宗、肩贞、支正、后溪等。

⑥ 足太阳经：头后沉重疼痛麻木，后颈酸痛僵硬，上背疼痛沉紧，上位胸椎旁酸痛、压痛。选取：颈夹脊穴、大椎、天柱、玉枕、督俞等。

（2）异经选穴法

机体经络之间相互联系，相互影响，哪经有病，除选择本经腧穴外，还选择与其联系密切经脉的腧穴进行治疗，有时可获得满意的疗效，甚至比本经腧穴疗效更好。主要有同名经选穴、表里经选穴。

① 同名经选穴：本经病变，除选择本经腧穴外，还选择与之同名经的腧穴进行治疗，如颈椎病手阳明经病变，可选足阳明经的足三里、条口等穴治疗。颈椎病手少阳经病变，可选足少阳经的阳陵泉、外丘等穴进行治疗。颈椎病手太阴经病，可选足太阴经的阴陵泉等穴治疗等。

② 表里经选穴：本经病变，除选本经腧穴治疗外，还选与之相表里的经络腧穴进行治疗。如颈椎病手少阳经病变，可选与之相表里的手厥阴经的内关、曲泽等穴治疗，临证中亦多获良效。

（3）远近选穴法

颈椎病除主要选择颈部腧穴直接治疗外，还可选择远部位的腧穴进行治疗，远部位的穴位，其经脉上行于颈，其经气通于颈，通过调节远部位腧穴同样可以达到调节颈部经气、疏通颈部经络的目的，远部位腧穴为治疗颈椎病必不可缺少的穴位。近部腧穴可选择天窗、扶突、天鼎、肩外俞、秉风、曲垣、天牖、天柱等。远部位腧穴可选择后溪、列缺、外关、阳陵泉、条口等。

对于颈型颈椎病、神经根型颈椎病、椎动脉型颈椎病、交感神经型颈椎病以选近部腧穴为主，适当配伍远部位腧穴，对于脊髓型颈椎病，其病变部位虽在颈椎，但其表现却远在四肢，治疗时可主选四肢腧穴，如足三里、条口、丰隆、委中、承筋、悬钟、髀关、阳陵泉、手三里、曲池、外关等，近部穴位颈部夹脊穴等。

(4) 以痛为输

颈椎病患者，颈部疼痛、压痛明显，根据以痛为输的原则，局部压痛点即是针刺处，有些压痛点针刺后甚至出现向外放射，临床也取得较好的疗效，故压痛点的针刺为颈椎病针刺重要组成部分，为颈椎病经穴之外的重要补充。

病症确定后，选取相应穴位，每日 1 次，每次 20～30 分钟，10 次为一个疗程，每 5 天休息 1 天，疗程结束休息 3 天，再行第 2 个疗程。

四、针刺注意事项

① 颈枕部针刺应掌握角度和深度，进针宜缓慢，以防刺伤脊髓。

② 下位颈椎部及上背部进针应掌握角度深度，以防刺伤肺脏。

③ 皮肤有感染、溃疡、瘢痕或肿瘤的局部不宜针刺。

④ 有出血性倾向疾病者不宜针刺。

⑤ 针刺后 12 小时以内不宜洗浴。

第三节 推拿疗法

推拿疗法是一种外治法，在中医基础理论指导下，根据整体观念和辨证论治与辨病施治的原则，施手法于体表的一定穴位和部位，来改变和调节机体的生理和病理状态，从而达到治疗疾病的目的。由于推拿的适应症范围较为广泛，涉及骨伤科、内科、妇科、儿科和五官科等各科的许多病症，因此，治疗作用也是多方面的。

一、推拿的作用

(一) 舒筋通络

损伤后，肌肉附着点和关节囊、筋膜、韧带等受损害的软组织，发出疼痛信号，通过神经的反射作用，使相应组织处于警觉状态。肌肉的收缩、紧张乃至痉挛，这是警觉状态的反映，是人体的一种保护性反应，其目的在于减少肢体活动，避免对损伤部位的牵拉刺激，从而减轻疼痛。若此时不及时处理，或治疗不彻底，损伤组织可形成不同程度的粘连、纤维化或疤痕化，以致不断地发出有害冲动，加重疼痛、压痛和肌肉收缩、紧张，继而又可在周围组织引起继发性疼痛病灶，形成恶性疼痛环。不管是原发病灶还是继发病灶，均可刺激和压迫神经末梢及小的营养血管，造成局部血运及新陈代谢障碍。推拿的作用机制是：①能加强局部的血液循环，使局部温度升高，及时清除损伤组织内的瘀阻。②肌肉充分拉长后，紧张、痉挛解除。

2. 解痉止痛

损伤发生后，肌肉附着点和筋膜、韧带、关节囊等受损害的软组织局部气血瘀阻，炎症反应刺激和压迫神经末梢及小的营养血管，造成局部血运及新陈代谢障碍，产生致痛物质，导致疼痛的发生。推拿能达到：①加强局部的血液循环，使局部温度升高，清除在损伤组织内的致痛物质。②适当的刺激，提高了局部组织的痛阈。③将紧张或痉挛的肌肉充分拉长，从而解除其紧张、痉挛，以消除疼痛。

3. 理筋整复

推拿对伤科的软组织损伤、关节错缝等病症的治疗有其独特的疗效，是通过理筋整复这一作用实现的。当关节错缝或脱位造成的关节肿胀、疼痛、功能障碍或丧失、畸形，或因腰椎间盘突出所造成的腰腿窜痛、腰椎侧凸畸形等，通过推拿的手法在局部作用，使错缝或脱位得到整复，椎间盘突出物得以还纳，畸形得到矫正，从而达到消肿止痛、恢复功能的目的。

二、常用手法

手法的种类较多，临床根据手法的动作形态将手法分为摆动类、摩擦类、振动类、挤压类、叩击类和运动关节类 6 类，对于颈椎病的治疗不是所有手法都能用到，其中常用的有以下几种。

1. 摆动类手法

（1）拇指禅推法

以拇指的指腹着力于治疗的穴位和部位上，其余四指分附另一侧，应用前臂的摆动带动腕关节和拇指的掌指关节做前后屈伸摆动。

动作要领：①沉肩：肩部肌肉放松，呈自然下垂，肩关节略向前外方伸 15°～30°，使腋下可容纳一拳头大小的空间。②垂肘：肘关节自然下垂，前臂抬的高低视推拿部位的高低而定。③伸腕：腕关节呈背伸状约 20°。④拇指实：以拇指的指腹吸定一定的皮肤。⑤四指虚：其余四指自然松弛地分附于拇指的对侧。用力要均匀，腕关节的摆动幅度约 30°，若一手的力量不足，可以另一手辅助。本手法的频率为 60～90 次/分。

(2) 滚法

手握空拳,以食、中、无名、小指四指的近侧指间关节的背侧的突起部位着力,前臂作连续的周期性内外旋转,并带动着力点在治疗部位上往复摆动。

动作要领:①沉肩:肩部肌肉放松,呈自然下垂,肩关节略向前外方伸15°～30°,使腋下可容纳一拳头大小的空间。②垂肘:肘关节自然下垂,前臂抬的高低视推拿部位的高低而定。③伸腕:腕关节呈背伸状约20°。④四指实:以四指的近侧指间关节的背侧的突起部位吸定一定的皮肤。⑤拇指虚:拇指自然松弛地盖住拳眼。用力要均匀,腕关节的摆动幅度约45°,若一手的力量不足,可以另一手辅助。本手法的频率为60～90次/分。

(3) 揉法

以手指螺纹面、手掌大鱼际、掌根或全掌着力,吸定于体表施术部位上,做轻柔缓和的环旋揉动且带动吸定部位组织运动。根据着力部位不同可分为指揉法、大鱼际揉法、掌揉法等。

2. 摩擦类手法

(1) 摩法

以食、中、无名指指面或大鱼际肌腹或手掌面,着力于一定治疗部位,通过肩关节在前外方向的小幅度环转,使着力面在治疗部位做有节奏的环形平移摩擦。根据着力面,可分为指摩法、鱼际摩法与掌摩法。

(2) 推法

以手指或手掌在一个部位、穴位或沿一条经络向前推。推法的特点是作用力较深,一般需用介质。其中又分3种,即用指面的平推法、用拇指侧面的侧推法和用拇指尖的指尖推法。想在大范围内起作用,可选择掌推法。其中亦分3种,即手掌推法、大鱼际肌部推法和小鱼际肌部推法。

(3) 擦法

用指或掌贴附于一定部位,做较快速的直线往返运动,使皮肤出现一定热度。根据着力部位不同分为指擦法、掌擦法、大鱼际擦法和小鱼际擦法。擦法与皮肤产生摩擦,为了防止擦伤,增加热量的渗透,一般需用介质。

3. 挤压类手法

(1) 按法

以指或掌按压体表一定部位或穴位,逐渐用力,按而留之。根据着力部位分为指按法、掌按法。按法刺激性较强,故常在按后施以揉法。

(2) 拿法

以拇指与其余手指相对用力,有节律地提捏或揉捏肌肤。以拇指与食、中指指面着力的称为三指拿法;以拇指与食、中、无名指指面着力的称为四指拿法；以拇指与其余四指着力的称为五指拿法。拿捏软组织宜多，提捏中可含有揉动之力，以减少刺激量。

4. 振动类手法

抖法：以双手或单手握住受术者肢体远端，用力做缓缓的连续不断的小幅度的上下抖动。抖动时要嘱患者放松肢体，抖动的幅度要由小缓慢增大。

5. 叩击类手法

(1) 拍法

以虚掌有节奏地拍打体表。施术时术者五指并拢，掌指关节微曲，使掌心空虚，可单手操作，亦可双手同时操作。

(2) 击法

以拳背、掌根、掌侧小鱼际、指尖或桑枝棒击打体表一定部位。根据着力部位和使用器具不同可分为拳击法、掌击法、侧掌小鱼际击法、指尖击法和桑枝棒击法。击打时，力量由轻到重，适可而止。

6. 运动关节类手法

(1) 摇法

使关节做被动的环转运动。在颈椎病及其并发症的治疗手法有：

① 颈项部摇法：受术者取坐位，颈项部放松。术者立于其背后或侧后方，以一手扶按其头顶后部，另一手托扶于下颌部，两手臂协调运动，缓缓地使头颈部按顺时针或逆时针方向进行环形摇转，可反复摇转数次。

② 肩部摇法：a. 握手摇肩法：受术者取坐位，肩关节放松，术者位于其侧方，两腿呈弓步，身体上半部略前倾，以一手扶住肩关节上部，另一手握住腕部，做肩关节顺时针或逆时针方向的环转摇动。b. 托肘摇肩法：准备姿势同上，一手扶住其肩关节上部，另一手托其肘部，使其前臂放在术者前臂上，做肩关节顺时针或逆时针方向的环转摇动。

(2) 扳法

是使关节做被动的扳动。在颈椎病及其并发症的治疗手法有：

① 颈项部斜扳法：受术者取坐位，颈项部放松，头颈略前倾。术者位于其侧后方，以一手扶头顶后部，另一手扶托其下颌部。两手协同动作使其头部向侧方旋转，当旋转至最大限度时，做一突发性的、有控制的、增大幅度的快速扳动，常可听到“咯噔”的弹响声，后可按同法向另一侧方向扳动。

② 颈项部旋转定位扳法：受术者坐于低凳上，颈微屈。术者位于其侧后方。以一手拇指顶按其病变颈椎棘突，另一手以肘弯部托住其下颌。肘臂部协调用力，缓慢地将颈椎向上拔伸，同时使头部向患侧旋转，当旋转到最大限度的位置时，随即做一突然的、稍大幅度的快速扳动，而顶住棘突的拇指亦同时施力

推按。此时常可听到“咯噔”的响声，拇指下可有跳动感，表明手法复位成功。扳法是一种危险性较高的手法，在操作时一定要轻巧，不可粗暴用力，同时不可强求弹响声。

第四节 拔罐疗法

拔罐是以罐为工具，利用燃火、抽气等方法产生负压，使之吸附于体表，造成局部瘀血，以达到通经活络、行气活血、消肿止痛、祛风散寒等作用的疗法。拔罐疗法在中国有着悠久的历史，早在成书于西汉时期的帛书《五十二病方》中就有关于“角法”的记载，角法就类似于后世的火罐疗法。

一、罐的种类

目前临床常用的罐有玻璃罐、竹罐、抽气罐。

1. 玻璃罐

玻璃罐由耐热玻璃加工制成，形如球状，下端开口，小口大肚，按罐口直径及腔大小，分为不同型号。其优点是罐口光滑，质地透明，便于观察拔罐部位皮肤充血、瘀血程度，从而掌握留罐时间，是目前临床应用最广泛的罐具，特别适用于走罐、闪罐、刺络拔罐及留针拔罐；缺点是导热快，易烫伤，容易破损。

2. 竹罐

竹罐是采用直径 3～5 厘米坚固无损的竹子，制成 6～8 厘米或 8～10 厘米长的竹管，一端留节作底，另一端作罐口，用刀刮去青皮及内膜，制成形如腰鼓的圆筒，用砂纸磨光，使罐口光滑平整即可。其优点是取材方便、制作简单、轻便耐用、便于携带、经济实惠、不易破碎；竹罐吸附力大，不仅可以用于肩背等肌肉丰满之处，而且应用于腕、踝、足背、手背、肩颈等皮薄肉少的部位，与小口径玻璃罐比较，吸附力具有明显优势；另外，竹罐疗法在应用时可放于煮沸的药液中煎煮后吸拔于腧穴或体表，即可通过负压改善局部血液循化，又可借助药液的渗透起到局部熏蒸作用，形成双重功效，加强治疗作用；缺点是易燥裂漏气且不透明，难以观察罐内皮肤反应，故不宜用于刺血拔罐。

3. 抽气罐

抽气罐是一种用有机玻璃或透明的工程树脂材料制成，采用罐顶的活塞来控制抽排空气，利用机械抽气原理使罐体内形成负压，使罐体吸附于选定的部位。其优点是抽气罐不用火、电，排除了不安全隐患且不会烫伤皮肤；操作简便,可普遍用于个人和家庭的自我医疗保健,是目前较普及的新型拔罐器;缺点是无火罐的温热刺激效应。

二、拔罐的方法

临床中拔罐的方法较多,最为常用的方法为闪火法,在民间投火法则应用广泛。

1. 闪火法

用镊子夹一个 95%的酒精棉球,或者用镊子夹住棉球蘸 95%的酒精后点燃(酒精不宜过多,以免滴下来烫伤皮肤),点燃后,使火在罐内中段绕 1～2 圈后,立即抽出,迅速将罐扣在应拔的部位,即可吸附在皮肤上。此法罐内无火,比较安全,是最常用的拔罐方法。注意切勿将罐口烧热,勿将酒精沾与瓶口,以免烫伤皮肤,见图 6.1。

2. 投火法

用易燃纸片或 95%的酒精棉花,点燃后投入罐内,趁火旺未燃完时,迅速将罐扣在应拔的部位,未燃完的一端向下,即可吸附在皮肤上。此法由于罐内有燃烧物质容易落下烫伤皮肤,故适宜于身体侧面横向拔罐,见图 6.2。

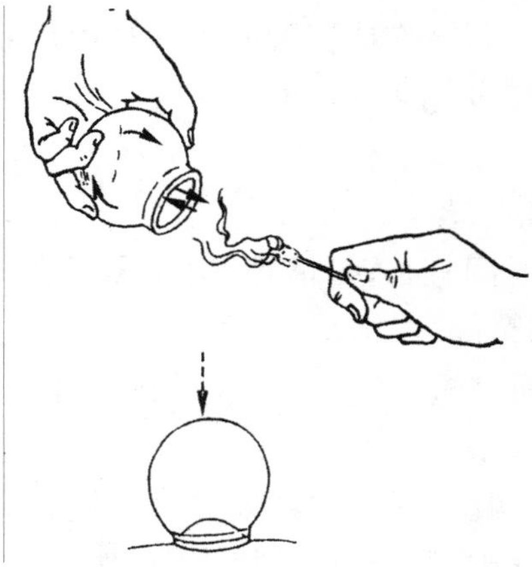

图 6.1　闪火法

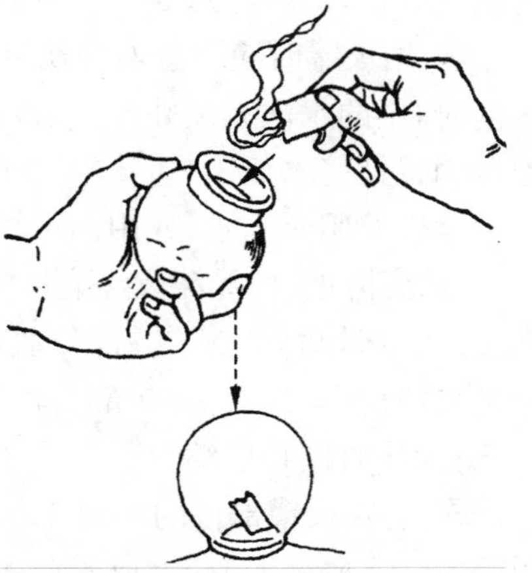

图 6.2　投火法

三、拔罐的应用

根据病情的不同和留罐的形式可有:

1. 留罐

将罐吸附在体表后,使罐子吸拔留置于施术部位,一般留置 5～10 分钟;多用于风寒湿痹、颈肩腰腿疼痛。

2. 走罐

罐口涂万花油，将罐吸住后，手握罐底，上下来回推拉移动数次，至皮肤潮红；用于面积较大、肌肉丰厚的部位，如腰背；多用于感冒、咳嗽等病症。

3. 闪罐

罐子拔住后，立即起下，反复吸拔多次，至皮肤潮红；多用于面瘫。

4. 刺络拔罐

先用梅花针或三棱针在局部叩刺或点刺出血；再拔罐使罐内出血 3～5 毫升；多用于痤疮等皮肤疾患。

四、注意事项

① 拔罐时室内保持在 20℃左右，温暖避风，防止受凉。

② 拔罐时要选择适当体位和肌肉丰满的部位。若体位不当、移动、骨胳凸凹不平，毛发较多的部位，罐体容易脱落。

③ 若拔罐数目多，罐具间的距离不宜太近，以免罐具牵拉皮肤疼痛，或因罐具间互相挤压而脱落。

④ 拔罐时要根据所拔部位的面积大小而选择大小适宜的罐。初次治疗及体弱、紧张、年老、儿童等，易发生意外反应的患者，宜选小罐，且罐数要少。同时选用卧位，随时注意观察患者的面色、表情，以便及时发现和处理意外情况

⑤ 用火罐时应注意勿灼伤或烫伤皮肤。若烫伤或留罐时间太长而皮肤起水泡时，小的水泡无须处理，仅敷以消毒纱布，防止擦破，可任其吸收。较大水泡用消毒针将水放出，

涂以龙胆紫药水，或用消毒纱布包敷，以防感染。

⑥ 病情重、病灶深及疼痛性疾患，拔罐时间宜长；病情轻、病灶浅即麻痹性疾患，拔罐时间宜短；拔罐部位肌肉丰厚，如臀部、大腿部，拔罐时间可略长；拔罐部位肌肉薄，如头部、胸部、背部、拔罐时间宜短。气候寒冷时拔罐时间适应延长；天热时则相应缩短。

⑦ 前次拔罐部位的罐斑未消退之前，一般不宜再在原处拔罐。皮肤有过敏、溃疡、水肿及心脏、大血管分布部位，不宜拔罐。高热抽搐者、出血性疾病、传染性疾病以及孕妇的腹部、腰骶部位，亦不宜拔罐。

第五节　穴位注射疗法

穴位注射疗法是选用某些中西药物注射液注入人体有关穴位以防治疾病

的一种方法，又称水针法。它是在针刺腧穴治疗疾病的基础上，结合药物的药理作用，将针刺与药物对穴位的双重刺激作用有机地结合起来，发挥其综合效能，提高疗效。

一、针具

根据使用药物的剂量大小及针刺的深浅，选用不同规格的注射器和针头，一般使用 1 毫升、2 毫升、5 毫升注射器。若肌肉肥厚部位可使用 10 毫升注射器。针头可选用 5～7 号普通注射针头，或封闭用长针头。

二、药物的选择与剂量

1. 常用药液

供肌肉注射的中西药液多可选作穴位注射。常用的有：

(1) 中药类注射液

如当归、丹参、红花、黄芪、人参、威灵仙、注射液等。

(2) 维生素类注射液

如维生素 B_1、B_6、B_{12}注射液、复合维生素 B、维生素 C 以及维丁胶性钙注射液等。

(3) 其他常用注射液

如葡萄糖注射液、生理盐水、注射用水、普鲁卡因、强的松龙以及 ATP、加兰他敏注射液等。

2. 常用剂量

常用剂量决定于注射部位及药物的性质和浓度。一般面部每穴注射 0.3～0.5 毫升；颈背部每穴注射 0.5～1 毫升；四肢部每穴注射 1～2 毫升。

三、选穴

选穴与针刺治疗的选穴一般相同，临床以阳性反应点、俞、募、郄、原穴等为主，软组织，损伤时，可选用明显的压痛点；较长肌肉的肌腹或肌腱损伤时，可选用肌肉起止点。阳性点的检查部位还包括：颈夹脊穴、四肢部的郄穴、原穴、合穴以及压痛点。

四、操作方法

根据所取穴位及用药剂量选择合适的注射器与针头，局部皮肤常规消毒后，用快速进针法将针刺入，然后缓慢刺入穴位或阳性点深部，上下提插，得气后，回抽无血，可将药物推入。如需注射较多药液时，可将注射针头由深部逐渐提到浅部肌层，边退边推药，或将注射针头向几个方向注射药液。每日或隔日注射一次，7～12 次为一个疗程，疗程之间可休息 5～7 天。

针刺的深度根据穴位所在部位与病变组织的不同而定。头面及四肢远端等皮肉浅薄处的穴位多浅刺；腰部及四肢肌肉丰厚处的穴位多深刺。轻按即痛、病变在浅层的，注射宜浅，如三叉神经痛在面部有压痛点，可在皮内注射一个皮丘；用力按压始痛、病变在深层的，注射宜深，如腰肌劳损的部位多较深，宜深刺注射。

五、注意事项

① 严格无菌操作，防止感染。

② 注意药物的性能、药理作用、剂量、配伍禁忌等，正确而安全地使用药物。

③ 药物不宜注入血管内、关节腔和脊髓腔。注意避开神经干，以免损伤神经。若针尖触到神经干，则有触电样感觉，应及时退针。

④ 年老体弱及初针者采用卧位，注射部位宜少，剂量宜轻，孕妇的下腹部、腰骶部及合谷、三阴交等穴不宜作穴位注射。

第六节 药物疗法

颈椎病在牵引、推拿、针灸、理疗等治疗的同时，配合药物治疗将使疗效增加，加快恢复速度。临床常用的药物治疗方法可分中药治疗和西药治疗。中药治疗是在中医基础理论的指导下进行的；西药治疗是根据药物作用机理，适当选择合理的药物。

一、中药治疗

中药治疗颈椎病，是传统医疗的主要治法。颈椎病多因外伤、劳损、脏腑功能失调，导致经气郁阻、气血瘀滞。调整脏腑的功能、疏导经气、疏通气血为其治疗的目的。内服中药对于脏腑功能的调理、强健筋骨、补益气血、活血化瘀、祛风除湿、舒筋活络、散寒止痛等较有优势，多可获得较好的疗效，由于病理变化的减轻或消除，在颈椎病临床治愈的同时，其他全身伴随症状多随之消失。

中医把颈椎病归为痹证、眩晕、痿证进行论述，故中药治疗也从痹证、眩晕、痿证进行辨证施治。

1. 痹证类

(1) 风寒湿型

①症状:颈、肩、背痛,起病突然,可向患侧上肢放射,疼痛呈冷痛、酸痛,得热痛减,遇寒加重,颈部强硬,活动不利,甚至活动幅度减小,可伴有患肢麻木无力。风气胜者,疼痛部位可上、下游走、部位变动,寒气胜者,疼痛较重、甚至白天不能工作、晚上不能睡眠。位置较为固定,湿气盛者,疼痛困重,缠绵难愈。舌淡、苔薄白、脉浮或紧。

②治则:祛风除湿、散寒止痛。

③方药:蠲痹汤加减。羌活、防风、桂枝、当归、黄芪、赤芍、姜黄、葛根、甘草。偏于风者可用防风汤加减,偏于寒者可用乌头汤加减,偏于湿者可用薏苡仁汤加减。

(2) 气血虚弱型

①症状:颈部疼痛,疼势不剧,呈酸痛、隐痛,向患肢放射,上肢隐痛、肌肉萎缩、麻木无力、活动不利,疼痛劳累后加重。休息后减轻,多伴有身倦乏力,头晕、健忘、心悸,面色无华。舌淡,苔薄白、脉细无力。

②治则:补气养血、荣筋止痛。

③方药:八珍汤加减。黄芪、党参、白术、云苓、当归、白芍、熟地黄、川芎、桑枝、葛根、甘草。

(3) 气滞血瘀型

①症状:颈部疼痛较重,呈胀痛或刺痛,疼痛拒按,颈部因痛不敢活动,屈伸不利,疼痛向上肢放射,可伴有麻木无力,疼痛多因精神刺激诱发或加重,晚上因疼痛影响睡眠,肌肉可有萎缩,皮肤枯燥无华,舌质紫暗或有瘀斑瘀点,脉细涩或弦。

②治则:理气活血,祛瘀止痛。

③方药:身痛逐瘀汤加减。当归、赤芍、延胡索、柴胡、川芎、红花、桃仁、羌活、葛根、秦艽、桑枝、地龙、甘草。

(4) 痰湿型

①症状:颈部疼痛、沉着困重,活动无力,患肢疼痛,麻木无力,病程较长,缠绵难愈,胸脘满闷、苔白腻、脉弦滑。

②治则:健脾化痰、舒筋通络。

③方药:导痰汤加味。半夏、天南星、威灵仙、葛根、枳实、茯苓、陈皮、白术、桑枝、生姜、甘草。

(5) 肝肾亏虚型

①症状:颈部疼痛、痿缩无力,呈隐痛,上肢隐痛、麻木无力,可有肌肉萎缩,

腰膝酸软、耳鸣、耳聋。偏有阴虚者,多有五心烦热、盗汗、舌质红、脉细数,偏于阳虚者,可有形寒肢冷,舌淡,脉沉细。

②治则:滋补肝肾、舒经活络。

③方药:偏阳虚者金匮肾气丸加味。附子、肉桂、当归、白芍、熟地黄、山茱萸、山药、云苓、羌活、甘草、桑枝。偏阴虚者六味地黄丸味。当归、白芍、熟地黄、山茱萸、山药、云苓、牡丹皮、泽泻、羌活、桑枝、甘草。

2. 眩晕类

(1) 气血亏虚型

①症状:头晕眼花、头、颈活动诱发或加重,头后、颈部隐痛,患肢疼痛、麻木无力、甚至肌肉萎缩、过劳加重,多伴气短懒言、倦怠乏力、心悸、少眠,面色晄白、唇甲不华,舌淡、脉细弱。

②治则:补气养血、健运脾胃。

③方药:归脾汤加味。黄芪、党参、白术、茯苓、白芍、当归、龙眼肉、酸枣仁、远志、木香、葛根、甘草。

(2) 痰浊上蒙型

①症状:眩晕、头重如裹,颈旋转等活动加重,颈部沉重疼痛,可有上肢酸沉痛麻无力,病程较长、缠绵难愈,胸脘痞闷、恶心、呕吐、少食,苔白腻,脉濡滑。

②治则:化痰燥湿,健脾和胃。

③方药:半夏白术天麻汤。半夏、白术、陈皮、天麻、茯苓、枳实、远志、菊花、石菖蒲、葛根、生姜。

(3) 肝肾不足型

①症状:头晕目眩、头、颈活动诱发或加重,头、颈隐隐作痛、颈萎软无力,患肢可疼痛、麻木无力,腰膝酸软、神疲健忘、耳鸣、耳聋、四肢不温、或五心烦热,舌淡或红、脉沉细或弦细。

②治则:补肝肾、益精血。

③方药:偏于阳虚者右归丸加减。制附子、鹿角胶、杜仲、肉桂、熟地黄、山药、山茱萸、枸杞子、当归、威灵仙。偏阴虚者左归丸加减。熟地黄、山药、山茱萸、鹿角胶、菟丝子、川牛膝、枸杞子、龟甲胶、葛根。

3. 痿证类

(1) 气滞血瘀型

①症状:一侧或两侧下肢萎软无力,先从足开始,逐渐向上发展,走路困难,步态不稳,甚至上肢也出现萎软麻木无力,颈部疼痛、痛固定不移、拒按,皮肤枯燥无泽,甚至肌肤甲错,舌质紫暗,或有瘀斑瘀点,脉弦细或细涩。

②治则:活血化瘀、舒筋活络。

③方药：身痛逐瘀汤加减。川芎、桃仁、红花、当归、五灵脂、香附、羌活、没药、当牛膝、地龙、秦艽、葛根、甘草。

(2) 湿热郁滞型

①症状：单足或双足萎软，或微肿而热，恶热喜凉，麻木无力、行走困难，步态不稳，可向上发展至小腿、甚至上肢也可出现萎软麻木无力，颈部酸痛，胸脘痞闷，小便短赤、大便溏泄，苔黄腻，脉濡数。

②治则：清热、利湿、坚阴。

③方药：二妙散加味。黄柏、苍术、防己、粉萆薢、当归、龟甲、薏苡仁、红花、车前子。

(3) 肝肾亏损型

①症状：单侧或双侧下肢麻木，发沉，步态不稳，行走困难，双足有踩棉花感，可向上发展而出现单侧或双侧上肢麻木，无力，四肢可萎软瘦削，颈部强硬、活动不利，萎软无力，可伴腰膝酸软，耳鸣耳聋，头目眩晕，遗精早泄，尿频，大便乏力，舌红少苔或舌淡，脉细数或沉细无力。

②治则：滋补肝肾，强筋壮骨。

③方药：虎潜丸加味。黄柏、龟甲、知母、当归、熟地黄、白芍、锁阳、牛膝、鹿角胶、陈皮、干姜。

二、西药治疗

西药在缓解颈椎病的疼痛症状比较快且明显，但这类药物由于胃肠刺激性较强，也伴有肝肾的损害，故临床上症状缓解即停止用药。若药物控制症状不明显，要及时选择其他治疗方法，以免延误治疗。

1. 非甾体类

(1) 阿司匹林

①药理作用：能抑制缓激肽、前列腺素等致痛物质的合成和释放，解热镇痛作用温和而确切，抗炎、抗风湿作用较强，并有促进尿酸排泄的作用，还有抗血小板凝聚作用。口服易吸收，服用 2 小时血浆浓度达高峰，广泛分布于各组织，能透入关节腔、脑脊液，乳汁及胎盘。

②用法与用量：解热镇痛，口服 0.3～0.6 克，每日 3 次；抗风湿，口服每次 0.5～1.0 克，每日 2 次。

③注意事项：与碱性药物如氨茶碱，碳酸氢钠、布洛芬等非甾体抗炎药合物合用可降低疗效，有出血倾向，必要时用维生素 K 防治。

(2) 吲哚美辛(消炎痛)

① 药理作用：通过抑制体内前列腺素的合成而产生镇痛、消炎、解热作用，

镇痛效应可持续 5～6 小时，也有抗血小板聚集，防止血栓形成的作用。

② 用法与用量：饭时或饭后服，每次 25 毫克，每日 2～3 次；若有头痛、眩晕可减量或停药，若未见不良反应，可增至每日 125～250 毫克。

（3）布洛芬

① 药理作用：为具有抗炎、解热、镇痛作用的非甾体抗炎药，消炎、镇痛、解热效果与阿司匹林相近。其淌炎作用能使类风湿关节炎、骨关节炎病人的关节肿胀、疼痛、晨起关节强直减轻。对血象、肾功能无影响。

② 用法与用量：饭时或饭后服用，日服 0.2 克，每日 3 次。

③ 注意事项：消化道溃疡及有溃疡史者慎用。

（4）萘普生

① 药理作用：抗炎作用强，镇痛作用为阿司匹林的 7 倍，解热作用为阿司匹林的 22 倍，为一种高效低毒的消炎、解热、镇痛药。口服后吸收迅速而完全，一次给药后 2～4 小时血浆浓度达高峰，在血浆中 99%以上与血浆蛋白结合，半衰期为 13～14 小时，自尿中排出。

② 用法与用量：口服，每次 0.25～0. 5 克，每日 2 次（早晚各 1 次）。

③ 注意事项：消化道溃疡者慎用。

（5）美洛昔康

① 药理作用：能抑制机体环氧酶的活动，从而阻断前列腺素的合成，而达到消炎止痛的作用，具有较强的消炎、止痛、退热作用。适用于类风湿关节炎、疼痛性骨关节炎、风湿性关节炎、头痛、颈病痛、腰腿痛、劳损、痛经等。

② 用法与用量：类风湿关节炎，每日 15 毫克，症状缓解后，可降至每日 7.5 毫克。骨关节炎，每日 7.5 毫克。

③ 注意事项：避免与其他非甾体抗炎药合用，可出现胃肠道出血，溃疡、穿孔等，也可出现白细胞、血小板减少及过敏性哮喘等。

（6）甲芬那酸

① 药理作用：具有抗炎、解热、镇痛作用，抗炎作用较强。适用于骨、关节痛及劳损、神经痛、头痛、痛经、癌性痛、牙痛等。

② 用法与用量：首服 0.5 克，6 小时 1 次，每次 0.25 克，每日 4 次，一个疗程不超过 7 日。

③ 注意事项：炎性肠炎、活动性消化道溃疡禁用，孕妇、哺乳期妇女不宜使用。

（7）吡罗昔康

① 药理作用：抗炎镇痛药，其机制与抑制前列腺素的合成有关，疗效显著，迅速而持久，优于吲哚美辛、布洛芬、萘普生，为较好的长效抗风湿药，特点是服

用量小，半衰期长，为 45 小时，每日服 20 毫克，24 小时有效，长期服用，耐受性好，无蓄积作用，不良反应小。

② 用法与用量：口服，每日 20 毫克，饭后服，每日总量不超过 20 毫克。

③ 注意事项：长期服用应注意血象和肝、肾功能，也可引起消化道出血。

（8）非普拉宗

① 药理作用：为非甾体类消炎镇痛药，消炎、解热、镇痛作用是通过强力抑制 PG 的合成实现的，化学结构中引入了有抗溃疡作用的基戊烯基，使之既保留了消炎、镇痛作用，又减轻了不良反应，避免了同类药物对胃黏膜的不良刺激作用。

② 用法与用量：每日 200 毫克，分 2～3 次口服，维持量每日 100～200 毫克。

③ 注意事项：肾功能不全者慎用，肝功能不全、出血性疾病忌用。

（9）双氯芬酸钠（扶他林）

① 药理作用：本品含双氯芬酸钠，为非甾体类化合物，主要机制是抑制前列腺素的合成（前列腺素为致炎症、疼痛、发热的主要原因），具有明显的抗风湿、消炎、镇痛、解热作用，药物进入小肠后，可迅速被吸收，服用 0.5 克后，2 小时即达到平均峰值血药浓度，本药可进入滑膜，当血浆浓度达峰值后 2～4 小时内测得滑液中浓度最高，药物在滑液中消除半衰期为 2～6 小时，意味着用药后 4～6 小时滑液中活动物质的浓度就已经高于血液中的浓度，并能持续 12 小时。给药剂量的 60%以代谢物的形式经肾排出，原形药物的排泄不足 1%，其余部分以代谢物的形成通过胆道排泄到肠道，从粪便中清除。

② 用法与用量：每日 100～150 毫克，分 2～3 次服用，饭前服，轻病人每日 75～100 毫克，儿童每日 0.5～2 毫克/千克，分 2～3 次服。

③ 注意事项：胃肠功能紊乱、胃肠道溃疡、溃疡性结肠炎、克罗恩病及肝功能不全者、凝血障碍者、中枢神经系统障碍者慎用。

2. 镇痛药

（1）奈福泮（平痛新）

为非成瘾性镇痛药，镇痛强度与可待因相同，有轻度解热和肌松作用，但无镇静作用，长期连续服用时呼吸、循环系统无抑制作用。口服，每次 20～60 毫克，每日 3 次，肌内注射或缓慢静脉注射，每次 20～40 毫克，每日 3 次。

（2）草乌甲素

为乌头生物碱镇痛有效成分，肌内注射，每次 0.3～0.6 毫克，每日 1～2 次。

（3）安络痛

为野生真菌小皮伞菌，经发酵提取后制成制剂，起效较慢，一般需 3～4 天，但维持时间长，口服，每次 1～2 粒，每日 3 次。

第七节　物 理 疗 法

物理疗法的原意为“用自然的力量治疗”。是应用天然或人工的物理因子作用于人体，并通过人体神经、体液、内分泌等生理调节机制，达到治疗、康复和预防疾病的目的。由于医疗技术、电子技术的不断发展，新的理疗设备显著增多，理疗学的内容与范围正在逐步扩大，临床应用日益广泛。物理疗法无创伤、无痛苦，不良反应少，且治疗时较为舒适，易被患者接受，多作为颈椎病的辅助疗法。

一、物理疗法的作用

（1）改善血液循环

多数物理因子可使机体组织产生充血反应，其中以温热疗法引起充血反应最明显；高频电、紫外线疗法引起的充血反应较持久。由于充血改善了组织营养，增强了网状内皮系统功能，因而有消炎，消肿作用。

（2）兴奋作用

低频及中频电疗可以兴奋神经及肌肉，如感应电、干扰电常用于废用性肌萎缩；而三角波、锯齿波、指数曲线波则用于失神经交配的肌萎缩，亦可用于提高平滑肌之张力，治疗胃下垂、习惯性便秘、膀胱和肛门括约肌松弛等。

（3）消炎

理疗可促进炎症的吸收消散，适用于各组织器官的急性、亚急性、慢性炎症。根据炎症性质、部位深浅，可选用不同的理疗方法及剂量。如对急性炎症可用紫外线、超短波，微波治疗，对亚急性或慢性炎症可选用超短波、直流电药物离子导入、音频电疗法，对深部位病灶用高频电治疗，对表浅部位用紫外线、红外线、抗菌素离子导入疗法治疗。

（4）镇静安眠

很多物理因子可通过对神经系统的作用，起到镇静、安眠的效果，如水疗、空气负离子疗法、音乐疗法等。

（5）镇痛

磁疗、干扰电疗、间动电疗、经皮的神经电刺激疗法均有显著的镇痛作用。而红外线、蜡疗、TDP、短波等有温热作用的物理因子，对内脏痉挛引起的疼痛，有解痉镇痛作用。

(6) 松解粘连及软化疤痕

音频电、超声波、直流电碘离子导入疗法均有明显效果。

(7) 杀菌

紫外线、抗菌素离子导人疗法均有杀菌作用。

二、物理疗法的种类

1. 电疗法

电疗法是应用不同频率的电治疗疾病的方法。根据电的频率不同,分为 3 大类。低频电疗法,是采用 0～1000 赫兹的低频电流,包括直流电药物离子导入疗法、电兴奋疗法、直流电疗法等。中频电疗法,采用 1～100 千赫兹中频电流,包括等幅正弦中频电疗法、调制中频电疗法、干扰电疗法、音乐电疗法等。高频电疗法,采用 100～300 千赫兹的高频电流,包括短波疗法、超短波疗法等。常用的电疗法如下。

(1) 药物离子导入疗法

药物离子导入疗法是促进离子进入皮肤的一种治疗方法。具有祛风散寒、活血化瘀、舒筋活络、通经止痛的作用,适用于软组织损伤、无菌炎症及颈、肩、背痛等。

① 治疗作用:人体中含有多种元素,对维持人体正常生理活动和机体内环境的动态平衡,神经、肌肉、骨骼等组织的生长、发育、代谢等有着重要作用,尤以铁、铜、锌等元素的作用更显著。根据同性相斥的原理,药物阳离子在阳极下导入机体,阴离子在阴极下导入人体,促使对机体有利的离子进入机体,从而调整机体内环境以治疗疾病。同时也可刺激人体腧穴、经络而产生作用。

② 治疗方法:将选择的药物煎液浓缩取汁储存备用。选用一定规格的中药离子导入治疗仪,先将二电极板套上布套,再将药汁 20 毫升左右滴于二极板布套上,根据辨证分经确定治疗部位,正极在上、负极在下,正极放在颈部,属阳明经病负极放在手三里、合谷等;属少阳经病负极放在外关、天井等;属太阳经病负极放在支正、后溪等;属太阴经病负极放在尺泽、列缺等。由于电极板有一定面积,对于多经同病者,可同时治疗,将二电极板及布套置于选定部位,开启治疗仪,调节电流输出量,使患者适宜为止,每次 20 分钟,每日 1 次,10 次为一个疗程。

③ 常用中药:川乌、草乌、威灵仙、川芎、鸡血藤、丹参、没药、红花、桑枝、透骨草等。

④ 注意事项:正、负电极不可错置,局部皮肤溃破者慎用。

(2) 超短波疗法

运用波长1～10米、频率30～300毫赫兹超短波治疗疾病的方法称为超短波疗法。

① 治疗作用:超短波的作用较深,可使局部温度升高,具有促进血液循环、加速代谢产物、无菌性炎症、水肿消散吸收,降低肌肉张力、缓解肌肉痉挛等作用。

② 治疗方法:电板分别放置颈椎前后,间隔2～3厘米,微热或温热量,每次20～30分钟,每日1次,10次为一个疗程。

(3) 干扰电流疗法

将两种不同频率的中频电流,通过两组4个电极交叉地输入人体,在机体深部组织产生一个干扰场以治疗疾病的方法称干扰电流疗法。

① 治疗作用:干扰电流疗法能引起肌肉收缩、加速血液回流,使局部温度升高,改善局部血液循环,促进渗出、水肿的吸收。可提高痛阈,有明显的止痛作用。还能调节自主神经,对交感神经型颈椎病有治疗作用。

② 治疗方法:选用90～100赫兹、50～100赫兹治疗,电流强度以人体感觉阈、运动阈和可以耐受的最大限度为准,每次治疗20～30分钟,差额选1～2种,每种差额作用时间1～10分钟,每日1次,10次为一个疗程。

③ 注意事项:血栓性静脉炎、严重心脏病忌用。

(4) 正弦调制中频电疗法

由低频电流调制为中频电流进行治疗,其频率为2～5千赫兹,调制用的低频率为10～150赫兹。

① 治疗作用:正弦调制中频电流作用于机体时,有明显的舒适振动感,可使皮肤痛阈升高而达到止痛作用,且即时止痛效果较为突出。对交感神经有抑制作用,能改善脑血流和上肢血液循环,并改善心肌血液供应使心率下降。电流经过组织时,由于肌肉收缩可感到轻微震颤而起到按摩作用,可使血管扩张,改善局部血液循环,促进渗出物、水肿的消散吸收。

② 治疗作用:干扰电疗法的一般电极即可,用半波型电流时,加厚衬垫。强度以耐受为度,每次20～30分钟,每日1次,10次为一个疗程。

③ 注意事项:急性炎症、有出血倾向、恶性肿瘤者忌用。

2. 光疗法

光疗法是应用日光或人工光源防治疾病和促进机体康复的方法。现代应用的人工光源有可见光线、红外线、紫外线等。光的基本效应是热效应、光电效应、荧光效应、光化学效应。治疗颈椎病多选用特定电磁波、红外线、激光等。

（1）特定电磁波治疗

特定电磁波治疗仪又称 TDP 辐射器、神灯等。其辐射光谱为连续光谱，包含了很大部分红外线和远红外线。

① 治疗作用：特定电磁波治疗仪能起一系列热的效应，同时其辐射板上的涂料为人体需要的 30 多种微量元素，当辐射板加热到一定温度（40℃），多种微量元素受热激发，辐射出特定的电磁波，调整干扰病变区机体内相同微量元素的辐射波，产生热疗所不具备的综合效应，使病变部位血管扩张，血液循环加快，增强新陈代谢，加快局部组织的修复能力，促进渗出物水肿的吸收，而达到消炎、消肿、止痛、止痒，缓解肌肉紧张、痉挛，用以治疗颈椎病、肩周炎、骨质增生、椎间盘突出等。

② 治疗方法：照射距离 20～30 厘米，每次 4 5 分钟，每日 1 次，10 次为一个疗程。

（2）红外线疗法

在太阳光谱中，波长 0.76～400 微米的一段称红外线，为不可见光线，由热光源产生，对视网膜不产生光感，有强烈的热效应。

① 治疗作用：使局部温度升高，血管扩张、血流加速，改善局部血液循环，促进机体新陈代谢。能增强白细胞吞噬功能和免疫作用，促进局部渗出物的吸收和炎症的消散。降低神经兴奋性，可消除疼痛、缓解肌肉紧张、痉挛等。

② 治疗方法：a. 红外线辐射器：红外线灯、白炽灯、石英红外线等。b. 剂量：照射距离一般为 30～60 厘米，时间为 15～30 分钟，可根据病人感受、皮肤红斑反应，医生手温感而定，一般患者应有舒适热感，皮肤出现绯红色红斑为宜，可通过距离来进行自我调节。c. 频率与疗程：每日 1 次，10 次为一个疗程。

③ 注意事项：有出血倾向、高热病人、活动性结核、重度动脉硬化者禁用。治疗过程中如有疲乏无力、睡眠不好、头晕等应停止治疗。防止烫伤。

（3）激光疗法

是用激光治疗疾病的方法。激光是受激辐射式光频放大器的简称，临床上用以治疗颈椎病的是氦氖激光。其工作物质是氦氖原子，用高压高频电场激励，辐射出来的是波长为 632.8 纳米的红色激光，连续式发射，功率为 1～100 毫瓦，常用的输出功率为 2～25 毫瓦。

① 治疗作用：氦氖激光具有单色性好、方向性强、亮度高、相干性好、穿透力强等特点。对组织有光压强作用和电热效应，能使血管扩张、血流加速，细胞及血管壁的通透性增强，使组织所需的营养物质得到改善，细胞尤其是白细胞代谢旺盛，活力增强，并可提高组织痛阈，降低神经末梢的兴奋性，从而达到消炎镇痛的目的。同时照射腧穴可以调节人体脏腑经络的功能，对机体起良性调

节作用。且激光腧穴疗法具有无痛、无菌、无损伤、简便安全、作用广泛等特点。

② 治疗方法:侧卧位或俯卧位,距激光器 1 米左右,辨证后选取腧穴、阿是穴,然后对准穴位照射,照射距离约为 20 厘米,每穴约 5 分钟,每次约 20 分钟,每日 1 次,10 次为一个疗程。

3. 超声波疗法

超声波疗法是将超声波作用于人体以治疗疾病的方法。超声波是指每秒振动频率在 20 千赫兹以上的机械振动波,常用的超声波频率一般为 800～1000 千赫兹。

(1) 治疗作用

超声波作用于人体引起机械振动的微细按摩效应、温热效应、多种理化效应而产生治疗作用。

① 加速局部血液循环,提高细胞通透性,改善组织营养,促进水肿的消散吸收。

② 能降低神经的兴奋性,使神经传导减慢,有较好的镇痛、缓解肌肉痉挛作用。

③ 作用于神经节能调节神经、血管和脏器的功能。

④ 能促进结缔组织分解、松解粘连、软化瘢痕。

(2) 治疗方法

多运用小剂量、低强度治疗,每次固定法 1～5 分钟,移动法 5～10 分钟,每日 1 次,10 次为一个疗程。

(3) 注意事项

恶性肿瘤、急性炎症、活动性出血、孕妇下腹部禁用。

4. 磁疗法

(1) 治疗作用

利用外磁场作用于人体可以调节人体组织内生物电,改变代谢与生物化学过程,也能通过穴位刺激调节脏腑经络的功能。

① 改善局部血液循环,促进新陈代谢,加速渗出吸收。

② 能降低神经的兴奋性,提高痛阈,缓解疼痛。

③ 增加血管的通透性,增强免疫功能,促进炎症消散和炎症产物排泄。

④ 抑制大脑皮质,改善睡眠。

(2) 治疗方法

临床上多用静磁场疗法,将磁片置于穴位表面,产生恒定磁场以治疗疾病。常用以下贴法。

① 直接贴敷法:将磁片或磁珠直接贴敷于腧穴,进行穴位刺激的方法,为

临床磁疗法最常用、最基本的方法。辨证选穴后，先用75%乙醇穴区消毒，干燥后将磁片或磁珠放置穴区或阿是穴，再用胶布固定，常用单块贴敷法、双块对置法、双块并置法，每周2次。

② 间接贴敷法：将磁片缝入衣服、口袋、护腕等制成磁衣、磁带、磁护腕等，使磁片对准穴位或病灶以治疗疾病，适用于对胶布过敏者，磁片过大不易胶布固定、长期治疗的慢性病人等。

③ 耳穴贴磁法：将直径约1纳米的小磁球置于所选耳部穴位，然后胶布固定，3天一次，两耳交替进行。

（3）注意事项

贴磁疗法的不良反应多在2天内出现，如心悸、心慌、恶心、嗜睡、乏力、头晕、低热等，轻者可继续治疗，严重者可取下磁片，中断治疗。

第七章　颈椎病的功能锻炼及预防

颈椎病是由于机体退变为主要原因所引起的疾患，因此在今后相当长的时间内不仅难以根除，而且随着国人平均寿命的延长，其发病率将呈上升趋势。

成年人，除了某些特种职业者外，大约有1/2～2/3的时间是在家庭中度过的，尤其是双休日更增加了家庭生活的时间与空间。因此，预防颈椎病，首先应从家庭生活开始，尽管家庭生活不如工作时间紧张，但由于持续时间长，加之人体处于较为松弛状态，随意性大，常常在不知不觉中由于头颈部的不良体位而构成颈椎病的致病原因或诱因。功能锻炼可改善纠正颈部的不良姿势，恢复其正常的功能活动，故对颈椎病患者较为适应，是一种方便简单、经济实惠、疗效较好，容易被患者接受的疗法，而且对于预防颈椎病的产生或治愈后复发也有较好的作用，是临床颈椎病防治最为常用的辅助疗法。

第一节　功 能 锻 炼

颈部各个方向的功能锻炼，重点是纠正结构改变的方向，恢复颈部各个方向力的平衡，通过肌肉的收缩、牵拉，逐渐纠正颈部的结构改变，缓解肌肉的紧张、痉挛，解除对神经、血管的压迫，加速血液循环，增强新陈代谢，促进炎症的消散吸收，部分较轻患者通过功能锻炼，多可得到改善。

一、功能锻炼的作用

1. 纠正不良的习惯姿势

功能锻炼占用了不良习惯的时间，增加活动的舒适度，一开始是患者的自主活动，自主纠正，逐渐过渡到其不由自主的活动和纠正，甚至成为生活中的一部分，不同程度地改变生活习惯，纠正其不良姿势。

2. 促进循环、增强代谢

颈椎病患者局部多有瘀血，瘀血内停，新血则不达，气血不充，筋脉失养，拘挛疼痛，功能锻炼能使气血运动通畅，化瘀生新，舒筋活络，筋脉得养，有利于缓解痉挛、筋强、筋硬等，使关节滑利、屈伸灵活。功能锻炼增加了颈部的活动，通过肌肉的收缩、舒张，促进血液循环，增加局部血流量，改善了颈部的血液循环，加速其代谢产物的排出，促进了新陈代谢。

3. 缓解肌肉痉挛

长期某一方向的活动，或持续一个姿势，某一部分肌肉长期用力而得不到休息，部分肌纤维因过劳而损伤，一方面未损伤的肌纤维需更大的力量以代偿损伤部位的功能；另一方面其对损伤部位的保护也需付出更大的力量，就形成了肌紧张、痉挛的状态。功能锻炼，通过各个方向的活动，使紧张的肌肉得到休息，损伤部位得以修复，肌紧张、痉挛就会逐渐缓解，甚至消失。

4. 增强肌力和稳定性

颈椎病患者因神经受压有不同程度的肌肉萎缩，肌力下降，造成颈部不稳，功能锻炼能增加肌肉的活动量，增加血液供应，使肌肉得养而强壮有力，减少萎缩，肌肉力量的增强，肌肉的丰满，对颈椎起着保护作用，增加了颈椎的稳定性。

5. 松解粘连和减少增生

功能锻炼使颈椎的粘连因牵拉而少量多次得到松解，未粘连者因炎症的消散吸收而使粘连无法形成，可增加骨骼血运，骨因得养而变的坚强有力而不致疏松。

6. 强身健体、扶正祛邪

功能锻炼能促进机体气血运动，血液流畅，精血充足，筋骨强健，增强了人体体质和抗病力，起到了健身强体，扶助正气、祛除邪气、有病能治，无病能防的作用，有利于颈椎病的康复。

二、功能锻炼方法

1. 颈部屈伸法

取站立或坐位，站立时两足与肩同宽，双手叉腰，颈后仰至最大幅度，维持3～5秒，还原，再低头至最大幅度，维持3～5秒，还原。

2. 颈部侧屈法

取站立或坐位，颈向左侧尽量侧屈，至最大幅度维持3～5秒，然后头颈还原；再向右侧尽力侧屈，至最大幅度后维持3～5秒，还原。

3. 颈旋转法

取站立位或坐位，颈先向左侧旋转至最大幅度，维持3～5秒，还原；再向右侧旋转至最大幅度，维持 3～5 秒，还原。

4. 颈伸缩法

取坐位或站立位，头颈先向上伸，如头顶物状，双肩下垂，至最大幅度维持 3～5 秒，还原；然后头颈向下缩，双肩上耸，至最大幅度维持 3～5 秒，还原。

以上动作重复 5 次为一个周期，休息 30 分钟后可重复第二周期。

三、注意事项

① 急性发作期疼痛较重，以休息为主，不做功能锻炼或只做部分功能锻炼。

② 功能锻炼动作要规范、准确。

③ 功能锻炼要和缓有力，不可过猛过快，否则可使症状加重。

④ 功能锻炼过程中，如果某一动作使症状加重，应及时停止该动作的锻炼。如椎动脉型颈椎病，旋转动作可诱发头晕，不宜做旋转动作。

⑤ 不可超负荷锻炼，要循序渐进。锻炼要制订好计划，循序渐进，开始时间短，没有不适后逐渐增加，尤其是老年人更应注意，锻炼时间要自己摸索，以锻炼后颈部舒适为度。

⑥ 对活动受限者，不必要求锻炼的幅度，幅度可适当减少，以防症状加重。

⑦ 要持之以恒、坚持不懈。功能锻炼作为辅助疗法不可能取得快速疗效，寄希望短期内练好的可能性不大，因此要坚持锻炼，持之以恒；使症状在锻炼中逐渐减轻，直至消失。

第二节 预 防

颈椎病多由颈部姿势不正、受凉等引起，而工作和生活中避免这些因素可预防颈椎病的产生和复发。因此，在生活和工作中应纠正不良的习惯，并注意保暖。

一、应避免不良的睡眠姿势

1. 切忌高枕或低枕

不仅在睡眠中不能高枕，即使是在休闲状态下，比如在床上看书、斜卧在沙发上等亦不可高枕，尤以中年以上者，以防硬膜囊后方拉紧而对脊髓造成压迫，当然这样也增加了椎间盘内的压力，而加剧椎节的退变。不可无枕或不用枕头的习惯亦应克服，此种姿势必然使头颈部处于仰伸状态。在此种状态下，易使后方的黄韧带向椎管内陷入，以致压迫与刺激脊髓，尤其是椎管矢径狭窄者，更易引起，应设法避免。

2. 枕头不宜放在头顶部

此点亦常不被人注意，事实上，维持头颈部最佳生理曲线是将枕头主要部分放在颈后处，而头顶部仅为薄薄的一层，否则易形成“高枕”状态。

3. 睡眠时体位应使颈部、腰部保持自然曲度

全身肌肉放松，床铺应保持脊柱平衡，以木板床为佳，应面朝上或侧身睡觉，不能趴着睡。

二、日常生活中如何护颈

在日常生活中各种动作，诸如刷牙、饮水、接电话及日常的各种坐姿等，不良的体位在增加颈部劳损及椎间隙内压的同时，也增加颈椎病的发生率，正确的姿势则可减轻颈部的疲劳程度，有利于颈椎病的防治。家中应避免潮湿及寒冷。低温及湿度亦与颈部疾患的发生与发展密切相关，因此在家庭中亦应避免此种不良刺激，尤应注意以下两点：

1. 气候变化时，防止受凉

应注意在初夏或晚秋，由于气温多变，颈部肌肉易受凉而引起痉挛或风湿性改变；更应避免在空调环境下冷风持续吹向身体，特别是头颈部，以免造成颈椎内外的平衡失调而诱发或加重症状。晚上开窗通风也注意不宜过度，尤其是风大过凉时。

2. 避免潮湿环境

室内环境过于潮湿，必然易引起排汗功能障碍，并易由此引起人体内外平衡失调而诱发颈椎病以及其他骨关节疾患。因此，应尽量避免潮湿环境，尤其是在梅雨季节更应注意。

三、预防不良体位

平日工作时应避免在某一种体位持续过久，但由于各种职业本身的要求，例如办公室文案人员、刺绣工人、电脑操作者、打字员、助产士、外科医师及手术室护士等，这些长期低头工作者，由于颈椎的前屈，其椎间盘内压力随着时间的延长而可骤然升高，一旦超过其本身代偿限度则必然产生髓核后移，乃至后突。以下措施将有利于避免或减轻上述情况。

1. 定期改变头颈部体位

因工作需要的被迫体位不可维持过久，例如低头状态工作（伏案书写或在自动流水线上装配等)15～20分钟即应抬头仰视数秒钟至半分钟，以便颈部肌肉放松。

2. 自行按揉

颈部按摩对已有颈椎病早期症状者，尤其是颈型或根型病例，在工作一段时间后不妨用自己双手对颈后肌群进行自我按摩。手法轻重适度，并在按摩同时使头颈前后左右活动，活动不宜太过，否则易引起颈部扭伤或是加剧退变。

3. 扩大视野

工作场所，尤其是办公室中的办公桌，最好是面窗而放，如此有利于其低头后仰视，不仅有利于颈部放松，且可调节视力，有利于消除颈部及双眼疲劳感。

4. 调节桌椅高度

对桌椅高度一定要根据个人身材高低加以调整。目前市场上出售的桌椅均为标准件，其高度并不适合每种身材，因此凡身高在1.8米以上或1.6米以下者，均应通过调整椅子的高低加以纠正。

四、外伤后早治疗

凡外伤病情明确者，均应及早给予有效的治疗，其既是创伤本身的要求，也是预防引起或加重颈椎病的重要措施之一。

① 局部制动的方式与要求有多种，全身休息是局部制动的前提。除轻型可用石膏固定外，一般多需住院行牵引治疗。此种强制性措施的主要目的是将已受损局部的创伤反应程度降低到最低水平，也是其局部愈合与修复的基本条件。

② 凡外伤涉及椎管并有可能引起水肿出血及渗出反应时，均应给予脱水剂，轻者口服利尿剂或静脉推注葡萄糖液。重者则应使用地塞米松等药物。对减轻神经受损程度，及减慢骨刺生长速度具有直接作用。

下　篇

颈椎病的并发症

颈椎病并发症属于脊柱相关疾病范畴。颈椎相关疾病以头面五官症状、颈肩及上肢症状为主，主要涉及神经系统、耳鼻喉、消化系统、循环系统、运动系统。常见并发症有：头晕、头痛、面瘫、失眠、耳鸣耳聋、过敏性鼻炎、腹泻、呃逆、血压异常、类冠心病、肩臂疼痛综合征、肩周炎等。本篇主要论述临床较为常见的并发症。对于并发症的治疗，以手法治疗为主，同时配合中医辨证治疗及针灸治疗；由于颈椎病并发症的产生和患者的日常姿势关系密切，所以对于日常护理和预防也非常关键。

第八章　神经系统疾病

第一节　颈性头晕

头晕又称为眩晕，是一种主观的感觉异常。可分为两类：一为真性眩晕，多由前庭神经系统及小脑的功能障碍所致，以倾倒的感觉为主，感到自身晃动或景物旋转；二为假性眩晕，多由某些全身性疾病引起，以头昏的感觉为主，感到头重脚轻。与脊柱相关的眩晕，多见于颈部疾患所致的椎动脉受到刺激，导致脑供血不足而出现的综合征，包括以上两类。

椎动脉起于锁骨下动脉，垂直向上，穿颈6～胸1横突孔，至环椎时曲度较大，有4个近90度弯曲，头转动时可牵张而狭窄，从而影响血流量，当环枢关节解剖位置改变时，可牵拉椎动脉，直接导致椎动脉发生痉挛、扭曲；通过对交感神经的刺激，也可反射性地引起椎动脉痉挛，从而引起脑供血不足。

一、病因病理

外伤、劳累等致病因素使颈椎轻度移位，周围软组织痉挛或炎症改变导致椎动脉受刺激而供血受阻，使椎基底动脉系统缺血，进一步引起脑内微循环障碍而致病。

颈交感神经沿椎动脉壁上行，颈椎病可能导致交感神经受刺激，反射性地引起内耳微循环障碍。或由于颈椎关节及肌肉的本体感受器受刺激，产生异常的向心性冲动导致眩晕；还应考虑椎静脉受刺激，造成血液淤滞导致眩晕。

由于颈椎结构与椎动脉走形的特点，颈性眩晕的好发部位是环枢椎与第 5 颈椎，因为环枢椎区的椎动脉有 4 个弯曲，本来就容易导致血流不畅，一旦局部有病损，则更容易影响血液的循环。资料表明，第 5 颈椎的椎动脉孔距离椎体最近，故一旦第 5 颈椎有病变亦容易影响椎动脉的血流，引起相应组织缺血而致眩晕。

二、临床表现

1. 颈痛

颈痛多见于枕下一侧，以第 2 颈椎棘突偏向一侧较常见。一般有颈部活动障碍，或活动时颈部有摩擦音，局部疼痛或疼痛不明显。

2. 眩晕

为首发症状，有时为早期唯一症状。眩晕与颈部转动有关，其表现为旋转感、倾斜感、摇动感、失稳感等，发作时间多为数秒或数分钟或 2～3 周才缓解；缓解期症状仍有轻度存在；严重眩晕者当体位改变时出现突然晕倒，但意识清楚，视听力正常，数秒或数分钟即完全恢复。

3. 头痛

呈发作性出现，持续数分钟或数小时、数日，表现为偏头痛、后头痛或头部发麻。

4. 眼部症状

眼前闪光、暗点、视力减退、复视、幻视等。

5. 听觉障碍

耳鸣、听力减退甚至耳聋。此类患者易误诊为“梅尼埃尔综合征”。

6. 其他表现

记忆力下降、失眠多梦、胃纳差、二便失调。此类患者多因查不出内脏器质性病变而误诊为“神经衰弱”或“神经官能症”。

三、诊断要点

① 多发生于中年以上，眩晕为主症，与颈部体位改变有关，可伴有耳鸣、耳聋、恶心呕吐、头痛、颈痛等症状。

② 颈左右转运明显受限、疼痛、斜颈。活动受限多以棘突偏向的一侧为主，或病程长者仅表现为患侧活动度减少，但不一定有明显疼痛。

③ 触诊第1、2颈椎横突左右不对称；第2颈椎棘突偏歪，棘突旁压痛。第3～6颈椎横突左右不对称；第3～7颈椎棘突偏歪，棘突旁压痛。提肩胛肌有摩擦音，第1、2颈椎横突后缘有硬结。

④ X线检查：开口位片显示环椎位于口腔中央，环齿侧间隙及环枢关节间隙左右不对称，环枢椎外侧缘左右不对称。侧位片显示环枢前间隙之距大于等于3毫米。

⑤ 其他检查：脑血流图可有枕乳导联异常改变；脑电图可有电压降低等。

四、鉴别诊断

1. 梅尼埃尔综合症

多呈发作性眩晕，突然发作，持续时间3～5天；间歇期无遗留症状；发作时常与刺激性因素有关，如光线、声音，全身活动时加重；严重时伴有面色苍白、天旋地转，不敢睁眼、大汗、呕吐等迷走神经症状；无颈部症状与阳性体征。

2. 良性阵发性位置性眩晕

常因外伤、耳病引起内耳椭圆囊的耳石变性、移位。鉴别要点有：常见于50～60岁的妇女；睁眼查出位置性眼球震颤；眩晕有周期性特点；病检为良性；无颈部症状与阳性体征。

3. 大脑中枢性眩晕

听觉与平衡同时障碍；自发性眼颤并具有位置性特点；可有运动性失语；视野缺损，常发生在上1/4视野区；颞叶癫痫发作，发作前后有严重头昏；无颈部症状与阳性体征。

五、辨证分型及药物治疗

1. 肝阳上亢型

主要表现为头晕痛而重、每因操劳或恼怒而加剧，面潮红，急躁易怒，口苦。舌质红赤，苔黄或干，脉弦。治法：平肝潜阳，滋养肝肾。方药：天麻钩藤饮加减。

2. 气血亏虚型

眩晕动则加剧，劳累则发，面色苍白、唇甲不华、心悸失眠、神疲懒言、食少。舌淡，脉细弱。治法：补养气血、健运脾胃。方药：归脾汤加减。

3. 肾精不足型

眩晕，神疲，少寐多梦，健忘，腰膝酸软，遗精耳鸣。偏于阴虚者五心烦热，舌红，脉弦细数；偏于阳虚者，四肢不温，舌淡苔薄白，脉沉细无力。治法：滋阴补肾、补肾助阳。方药：滋阴补肾用左归丸加减，补肾助阳用右归丸加减。

4. 痰湿中阻型

眩晕、头重如裹，胸闷恶心，少食多寐。舌淡红、舌苔白腻，脉濡滑。治法：燥湿祛痰、健脾和胃。方药：半夏白术天麻汤加减。

六、手法治疗

1. 手法复位

（1）坐位单人旋转复位法

主要适用于上颈椎段轻度旋转移位者。操作步骤，以颈 2 棘突右偏为例。医者左手拇指触到颈 2 棘突偏右，医者右手置于头顶部，使颈部前屈 35°，侧屈 35°，再使颈部向右旋转 45°，医者右手置于患者左侧，使头颞部向右旋转，瞬间稍加大用力，左侧扭按，常听到响声，手法复位完成。但是使用此手法时要注意颈部旋转幅度以不超过 45°，旋转极限时间不超过 15 秒为宜，以免颈部过度扭转，使脑部缺血。手法宜轻、稳、透，手法后 2～3 天不宜做颈部过度旋转活动，停止治疗 3 天后可以做颈后伸位左右旋转活动，以巩固疗效。

（2）坐位角度复位法

主要适用于中颈椎段颈椎有轻度侧偏或旋转移位者。操作步骤，以颈 4 棘突偏右为例。患者端坐位，医者用拇指触诊，左手拇指触到颈 4 棘突偏右，使头部前屈 45°，向右侧旋转 45°。右手拇指与食指分别置于患者下颌部，并且向右侧旋转时，瞬间稍加大用力，左手拇指同时用力向左侧轻推，常听到响声，手法复位完成。注意事项，如果患者有颈曲反张，手法操作时，颈部曲角度宜小，一般不超过 30°。手法复位后不宜过度做颈部后伸活动，以免颈椎再移位。

（3）坐位侧旋提推法

主要适用于下颈段颈椎轻度侧方移位者，尤其是椎间隙变窄或软组织粘连者。操作步骤，以颈 6 棘突偏右为例。患者端坐位，医者右手食指定位，左手托着下颌部稍用力向上提，瞬间右拇指同时用力向左侧轻推，常听到响声，手法复位完成。注意事项，手法关键在上提力要适当，旋转提力与推力同时进行。手法后不宜过度做颈部前屈活动，以免颈椎再移位。

2. 推拿治疗

① 患者正坐，医者站在背后施按揉法于风府、肩中俞、肩外俞、天宗穴，能舒筋通络，使颈肩部痉挛的肌肉得以放松。再用拿法于颈肩部，以斜方肌为重点，施法 3～5 分钟后，医者一手扶头顶，一手施法于颈胸椎部，同时，配合颈椎屈伸被动运动 3～5 次。接着施法于颈及患侧肩部，配合颈椎侧屈被动运动 3～5 次。最后医者一手托住健侧下颌，一手扶于颈肩部，配合颈椎旋转被动运动。本法是治疗颈椎病的主要手法，其功能为舒筋通络，活血散瘀，消肿止痛，使局

部血液循环加速，促进新陈代谢，有利于消除神经根炎症和水肿，改善局部组织的营养供应，改善病灶部的缺氧状态。

② 患者坐位，医者立于患者后方，施拿法于风池、风府、肩井部以舒筋通络，进一步缓解痉挛的肌肉，能通经络而行气血，使颈肩部僵硬痉挛的肌肉逐渐趋于柔软。

③ 患者坐位，医者立于患者侧方，一手虎口托住患者枕部，一手以肘部托住其下颌，手掌环抱其头部向上牵引，利用患者的体重对抗，使椎间隙增宽，椎间也扩大。

④ 患者坐位，医者一手扶住头顶，一手托住患者下颌做抱球势，徐徐摇动颈椎，待患者肌肉放松后，突然做颈椎伸位斜扳法，往往可听到弹响声。本法功能为滑利关节，整复错缝，扳法拉开椎间隙，突发性动作可纠正后关节错缝，增加颈椎的活动范围，同时能改变骨赘和神经根的相对位置，以减少刺激和压迫，从而缓解和消除临床症状。

七、针灸治疗

① 肝阳上亢型：风池、侠溪、肝俞、太冲，均用泻法。太溪、肾俞，用补法。

② 气血亏虚型：百会、肝俞、脾俞、气海、足三里，针用补法。

③ 肾精不足型：百会、脾俞、肾俞、关元、足三里、肝俞、三阴交，偏于阳虚者用灸法。

④ 痰湿中阻型：头维、内关、中脘、丰隆，针用补法。脾俞、足三里用灸法。

八、食疗选方与饮食宜忌

① 芹菜30克，台湾鲍鱼2只，天麻10克，瘦肉50克，煮汤喝。治肝阳上亢眩晕。

② 山茱萸、茯苓、当归、桑椹、熟地、菟丝子、枸杞子、黑芝麻各5克，加猪肝150克煮汤。治肾精不足眩晕。

③ 枳实10克，白术30克，分煎3次，去药渣，以汁同粳米150克煮饭，待饭将熟时，将洗净荷叶1张，盖于饭上，继续煮至饭熟，每日早餐或晚餐食用。治痰浊中阻眩晕。

④ 黑木耳10克温水泡发，天麻6克，红枣10克，大鱼头250克，生姜10克，枸杞子15克煮汤。治气血亏虚眩晕。

⑤ 饮食宜忌。眩晕患者的饮食，应根据病情而定。肝阳上亢，痰浊中阻者，宜食清淡、有助于降火祛痰、清利头目的食物，如芹菜、萝卜、白菜、菊花等。饮食不宜太咸，忌食肥甘滋腻及动物内脏等。气血亏虚者，宜食有助益气补血

的食物，如鸡肉、蛋类、大枣、龙眼肉等，忌食生冷瓜果等。肾精不足患者，宜食有助于填精补髓、滋阴潜阳的食物，如芝麻、黑豆、淡菜、龟肉等，忌食动火升阳的食物，如辣椒、姜等。

九、日常护理与预后

① 防止颈部外伤，一旦有外伤，应及时治疗，避免留下继发眩晕。

② 颈部不宜长时间在一个强迫体位工作；睡枕不宜过高。注意颈部各项活动的功能锻炼。宜多做头部后伸位左右旋转运动。

③ 防止颈部受凉，冬天要注意颈部保暖，颈部出汗多时不宜过度吹风或洗冷水等。

④ 如有颈椎病的早期表现，应及时治疗，避免病情的发展。

第二节 颈性头痛

头痛是指头颅范围内的疼痛，是一种自知感觉症状，它可以是脑神经功能障碍或器质性病变的一种表现，也可以是颈椎疾病的症状之一 。头面部的痛觉是由三叉神经、面神经的中间神经、舌咽神经、迷走神经及第 1、2、3 对颈脊神经所传导。前额部的痛觉是由三叉神经的眶上神经、滑车上神经、耳颞神经所传导；后头部的痛觉是由第 1、2、3 对颈脊神经的枕大神经、枕小神经及耳大神经所传导。

一、病因病理

颈源性头痛主要是颈部病变累及枕大神经、枕小神经、耳大神经和第三枕神经。枕大神经和第三枕神经在行程过程中容易受到颈枕间隙部位的软组织病变对其直接的机械性压迫和无菌性炎症的化学性刺激，引起枕颈部疼痛。颈 2 神经后内侧支为枕大神经，其分布于项线以上的枕后部皮肤；第三枕神经由颈 3 脊神经后支发出，分布于枕外隆凸附近的皮肤。

二、临床表现

① 头痛主要位于枕部和枕下部，可为单侧或双侧，并向前额、眼部或头顶部放射。疼痛性质为刺痛或钝痛。血管性头痛呈跳痛或灼痛，而神经性头痛表现为麻痛、串麻或胀麻痛。疼痛严重时，可因咳嗽、打喷嚏、大笑而加剧。在枕

部可以用手指压迫找到明显的压痛点，或用手指压迫而诱发加剧头痛，亦有用手指压迫时产生“舒服的疼痛”。

② 可伴有头昏、耳鸣、眩晕、走路不稳、听力下降、视力减退、眼部不适、失眠等。

③ 颈部不适感：多数患者有颈部不适感，颈、肩、背酸胀痛、麻痛等。

三、诊断要点

① 有头痛、枕部和枕下部不适，以及颈椎病表现。

② 触诊第1～4颈椎横突不对称，后关节突隆起，第2～4颈椎棘突偏歪，压痛，棘上韧带剥离，颈枕部压痛。

③ 沿紧张的斜角肌向上摸到横突附着处，可有一小硬结，此为该处钩椎关节错位之症状。

④ X线检查：可见颈椎生理弯曲有不同程度的改变；颈椎的钩突有变尖且密度增高。开口位片显示环椎位于口腔中央，环齿侧间隙及环枢关节间隙左右不对称，环枢椎外侧缘左右不对称，齿状突轴线至枢椎外侧缘之距离不相等。侧位片显示环枢前间隙之距大于等于3毫米。

⑤ 脑血流图检查常提示血管紧张度增高（病久者则降低），血流量左右不对称。脑电图检查无异常发现。

四、鉴别诊断

头痛在许多疾病发病过程中发生，本病应注意与颅内外病变、颅腔邻近器官以及神经血管疾病引起的头痛相鉴别。

1. 颅内占位性病变

如颅内肿瘤、脓肿，其头痛表现为前轻后重，早期为阵发性，清晨及夜间较重，伴喷射性呕吐、耳鸣、意识障碍等。X线片、超声波等可协助确诊。

2. 颅腔邻近器官疾病

包括眼、耳、鼻、鼻旁窦、口腔等，这类器官疾病引起的头痛性质因病情而异，同时有原发器官疾病的临床症状和体征，可作为这类器官疾病引起头痛的重要依据。

3. 神经刺激性头痛

如原发性三叉神经痛。原发性三叉神经痛的疼痛为刺痛、触电样或火烙样痛，以右侧面部多见，多发于成年女性，发作时呈木呆样，面部肌肉痉挛性收缩，病初发作次数少，以后发作频率及疼痛程度逐渐加重。

4. 血管神经性头痛

如偏头痛、高血压头痛等。偏头痛:女性多见,表现为周期性搏动样剧烈头痛,多发于头部一侧,常伴恶心、呕吐,发作前常有眼花、眼前闪光等异常先兆,发作时可持续几个小时,甚者1～2天,间歇期恢复正常,一般有家族史。高血压头痛:头痛无一定部位,多为钝痛、胀痛或搏动样疼痛,常伴有头晕沉、耳鸣、眼花等,血压突然升高时头痛可加重,此类患者有高血压病史和动脉硬化症,血中胆固醇升高等。

5. 神经功能性头痛

头痛多为持续性,时轻时重,部位游走不定,常有戴帽感、紧缩感,每在情绪激动、工作紧张时发作,常伴有失眠、多梦、心悸、记忆力减退等症状,但神经系统检查及脊柱检查无异常发现。

五、辨证分型及药物治疗

1. 痰湿中阻型

症状:头痛昏蒙,胸脘痞闷,呕吐痰涎。舌淡,苔白腻,脉滑。

治法:化痰降逆。

方药:半夏白术天麻汤加减。

2. 肝阳上亢型

症状:头痛头胀,眩晕耳鸣,急躁易怒,失眠多梦。舌红,苔黄,脉弦。

治法:平肝潜阳。

方药:天麻钩藤饮加减,若见头痛朝轻暮重,或遇劳加剧,可酌加生地黄、何首乌、枸杞子等滋养肝肾之品;若见头痛甚剧、面红口苦胁痛等肝火偏旺之症,可酌加郁金、夏枯草、龙胆等。

3. 气血两虚型

症状:头痛头晕,劳则加剧,神疲气短,面色无华。舌淡,苔薄白,脉细弱无力。

治法:补气养血。

方药:八珍汤加减。

4. 瘀血阻滞型

症状:多为头部外伤或久病不愈所致,症见头痛经久不愈,痛处固定不移,痛如锥刺,舌紫,苔薄白,脉细或细涩。

治法:活血化瘀。

方药:通窍活血汤加减,若为久病气血不足者可加黄芪、当归;若兼见眩晕、健忘、失眠、多梦者可去麝香,加何首乌、枸杞子、熟地黄、天麻等以养心安神,益肾平肝。

5. 肾虚型

症状：头痛且空，并见眩晕耳鸣，腰膝酸软，神疲乏力，遗精带下，失眠，舌红少苔，脉细无力。

治法：滋阴补肾。

方药：滋阴补肾，用大补元煎加减治疗，若兼见畏寒、面白、四肢不温等肾阳不足之症，可用右归丸加减治疗；病情好转时可常服杞菊地黄丸以调养。

6. 风邪外袭型

症状：一般发病较急，头痛连及项背。如风寒重兼见恶风畏寒，口不渴，苔薄白，脉浮紧。风热重则头痛而胀，发热，口渴欲饮，便秘溲黄，苔黄，脉浮数。若风湿重则风头痛如裹，痛有定处，肢体困倦，苔白腻，脉濡。

治法：疏散风寒；疏风清热；祛风胜湿。

方药：疏散风寒用川芎茶调散加减；疏风清热用芎芷石膏汤加减；祛风胜湿用羌活胜湿汤加减。

六、手法治疗

1. 手法治疗

采用坐位单人旋转复位法及分筋理筋法，纠正偏移的颈椎，松解肌肉韧带，解除痉挛，恢复颈椎的内外平衡。

2. 治疗头痛的推拿手法

(1) 分抹法

医者或患者自己用两手大拇指指腹着力，从患者两眉间印堂穴开始，沿眉弓上缘分别抹至太阳穴，起点时着力应稍重，分抹中力量逐渐减轻，前额部分可分 3 条线，每条线需抹 7～8 次。这种手法主要针对前额、眉棱骨等疼痛为主的偏头痛、神经性头痛，或是眼源性头痛。

(2) 点压鱼腰法

医者以两手中指或拇指指腹着力，从患者两侧攒竹穴开始，分别在攒竹、鱼腰和瞳子髎等穴上行点穴法。目的是缓解眼眶周围的疼痛，起活血行气止痛之效。

(3) 头面部穴位压迫法

医者以两手大拇指指腹着力，从患者两眉间印堂穴开始，分别按压其攒竹、睛明、迎香、合于鼻下人中穴。再分别按压地仓穴合于承浆穴，再按压大迎、颊车穴后改用两手中指着力，沿翳风、听会、听宫、耳门穴顺序，向上压至太阳穴，反复操作 2～3 次。

（4）压三经法

医者以大拇指指腹着力，从两眉间印堂穴开始，沿督脉向上压至头顶百会穴，然后再从两眉上足少阳胆经之阳白穴开始，沿膀胱经压至络却穴。对百会、印堂、阳白等穴宜加重按压，反复操作3～4次。

（5）抹擦法

医者以两手中、食、无名三指之末节着力，紧贴于患者两颞部进行半球形抹擦，抹擦时由一点逐渐向后移动，直至头顶。此法适用于双侧头痛为主的偏头痛患者。

（6）梳法

医者两手指屈曲，以手指指端在患者头发内快速而有节律地来回梳抓，俗称"手指梳头法"。此种手法适用于整个头部胀痛尤其以头皮疼痛为主的各种头痛。感冒初期也可用来疏风止痛。

（7）勾点风池法

医者以一手按住患者前额部，另一手中指微曲并用力勾点其风池穴，至患者有酸胀感并向前额部放射为止，两侧分别施术。也可以同时点风府穴或者天柱、玉枕等穴。此法适用于后枕部疼痛为主的偏头痛，也可适用于肌紧张性头痛、枕神经痛以及颈椎病所致的头痛，同样也适用于外感而出现的头痛症状。

（8）掌叩法

医者两手互握，掌内空拳，以左手背为接触点，在患者头顶、前额部上下叩击。此法适用于以胀痛为主的各种头痛。

（9）弹指法

医者交两手五指分开，置于两侧头皮，做快速地交替弹打。

（10）手洗脸法

患者自己双手对掌摩擦10～20次之后，用双手手掌分别搓脸的正面、侧面及耳后各10～20次，直至整个脸面发红发热为止。此法适用于自身头面部保健、预防各种头面部疼痛以及其他疾病。

七、针灸治疗

（1）痰湿中阻型

头维、太阳、丰隆、阴陵泉、足三里，针用平补平泻。

（2）肝阳上亢型

百会、风池、行间、三阴交，针用泻法。

（3）气血两虚型

足三里、脾俞、心俞，针用补法，灸百会。

(4) 瘀血阻滞型

阿是穴、合谷、血海、三阴交,针用泻法。

(5) 肾虚型

百会、肾俞、太溪、悬钟,针用补法。

(6) 风邪外袭型

百会、太阳、风池、合谷,针用泻法。

前头痛配印堂,偏头痛配外关,后头痛配天柱,头顶痛配四神聪,风热配曲池,风寒配风门拔罐,风湿配头维、阴陵泉。

八、食疗选方与饮食宜忌

① 粳米 50～100 克,煮粥,粥熟下葱白、淡豆豉各 10 克,再煮数沸即成。治风寒头痛。

② 桑叶、鲜薄荷各 20 克,苦丁茶 10 克,共置缸中,以沸水浸泡,加白糖适量,代茶饮。治风热头痛。

③ 粳米 50～100 克,煮粥,粥熟调入菊花末 10 克,再煮几沸即可。治肝阳头痛。

④ 鲜桑椹 1 000 克,洗净绞汁,用汁与糯米 500 克煮饭,饭熟置缸中,待冷,加入酒曲适量,加盖保温,数日发酵为酒酿,酌量热食。治肾虚头痛。

⑤ 黄芪 30 克,黑豆 100 克,瘦肉 250 克,红参 5 克,煮汤,加水适量。治气血亏虚头痛。

⑥ 制南星、法半夏各 10 克,天麻 15 克,水煎取汁,以汁和面粉 1 000 克,揉成面团,擀成薄面片切条。分次煮面条,面熟,加入生油、葱、姜汁、食盐即可。治痰浊头痛。

⑦ 黄牛脑髓 1 副切片,白芷、川芎各 10 克,田七 5 克,加酒煮熟,睡前酌量热食。治瘀血头痛。

⑧ 饮食宜忌。肝肾亏虚,气血不足宜食补气血、益肝肾食品,如大枣、鸡肉、牛肉、兔肉等。慎食温燥食品,如大蒜、羊肉、鹿肉等。痰浊、瘀血头痛宜食有助健脾除湿或活血化瘀的食物,如山药、薏苡仁、橘子、山楂、红糖等,慎食滋腻生湿的食物。

九、日常护理与预后

保持生活愉快和有规律的生活、工作、学习。早晚宜进行颈部功能锻炼,长期伏案工作者应每隔 1 个小时左右活动一下颈部,也可以进行"犀牛望月"式功能锻炼等。睡眠时枕头宜松软,高度以自己握拳竖放时的高度为宜。掌握用眼和用脑的卫生常识，平时用眼、用脑要适度。

第三节　颈脑震荡后遗症

颈脑震荡后遗症又叫颈脑外伤后综合征，是一种常见的脑外伤疾病。当脑震荡早期临床治愈后，仍反复出现头痛、头晕、恶心、呕吐、记忆力减退、失眠、眼花、颈痛及上肢麻木等症状。有些症状是由于脑本身损伤引起，有些症状是椎动脉和颈交感神经受刺激所引起，触诊和 X 线片检查可以发现颈椎错位，纠正错位后即能消除或减轻症状。

一、病因病理

1. 病因

颈部受到直接或间接的外力撞击，从脊柱传导至头颈部。

2. 病理

当头部受到直接或间接的外力撞击后，从脊柱传导至头颈部，可出现：局部瘀血肿胀，颈后肿胀疼痛；头部撞击的同时，因力的作用使上段颈椎小关节错位和软组织损伤。脑外伤后，脑部血管会有不同程度的损伤，可以是功能性的，也可以是实质性的。这种损伤可以导致脑部的血液循环障碍，引起脑部缺血；或在脑血管受损后，出现其功能弱化，继而出现不同程度的脑实质退行性病变，以上情况可出现慢性脑缺血缺氧或退变的临床表现。脑外伤后，由于暴力的作用传导至颈段，可使颈椎相应关节发生错位或颈部挫伤；或者，头部受伤后引起一系列的反应，导致颈椎出现反射性错位，此两种情况如未得到及时有效治疗，将会出现颈椎骨关节、椎间盘与周围软组织的炎性损害，刺激或压迫颈交感神经、椎动脉、颈神经根甚至脊髓，进而出现一系列自主神经功能紊乱的症状。由于脊髓上颈段与延髓结构功能上有相似之处，脊髓上颈段受震荡损伤也可出现昏迷等表现；当脑部受到暴力打击时，脑组织除本身的震荡与挫伤外，同时遭受脑室内脑脊液的冲击，当间脑及脑干网状结构，特别是丘脑下部受到冲击后，容易产生自主神经功能失衡，血管舒张功能障碍。还有某些损伤引起蛛网膜下腔血肿或组织粘连对脑膜及神经根的刺激而出现头痛等症状。

二、临床表现

脑震荡后遗症的临床表现多种多样，但以脑供血不足和自主神经功能紊乱为主。头痛最为常见，多为胀痛或搏动性痛，每因脑力或体力劳动，嗅到异物或听到噪音而加重。尚可有头晕、恶心、耳鸣、多汗、乏力、失眠、心悸、情绪不稳、气短、胸闷、记忆力减退、注意力涣散、性功能改变等症状。此外，多有头枕部不适，背部沉重、僵硬，活动欠灵活。神经系统检查一般无阳性体征发现。

三、诊断要点

① 脑部和颈部有外伤史，症状表现由此开始或由此加重。

② 以自主神经与癔症样症状为主要表现。

③ 触诊第1、2颈椎横突不对称，第2颈椎棘突偏歪、压痛、肩胛内上角有摩擦音。可有3～7颈椎横突不对称、关节突隆起、棘突偏歪、颈轴侧弯、椎旁压痛、项韧带或受伤椎体相连的肌肉与骨连接处有摩擦音、弹响音，椎旁肌硬结等病理改变。颈部屈伸、旋转或侧屈等受限。

④ X线检查见：开口位片显示寰椎位于口腔中央，寰齿侧间隙及寰枢关节面间隙左右不对称，寰枢椎外侧缘左右不对称。钩椎关节骨质增生。侧位片显示寰枢前间隙之间距大于等于3毫米。

⑤ 脑电图检查在部分病人表现为轻度弥漫性异常，但无局灶性改变。

四、鉴别诊断

1. 高血压病

头痛、头晕也是高血压的常见症状，但其血压异常，并伴有左心室肥大。

2. 颈椎病

尤其是神经根型和椎动脉型，与本病症状非常相似，但颈椎病没有头颈部上伤史，而且通过颈椎X线片可以确定。

3. 梅尼埃尔综合征

眩晕症状常突然发作，自觉周围物体旋转或自身旋转，受刺激加重，持续1～3天后逐渐缓解，可反复发作，间歇期多无症状。

4. 颅内占位性病变

颅内占位性病变与本病一样常有头痛、头晕症状，但颅内占位性病变的头痛、头晕症状多呈持续性，并进行性加重。头颅CT检查可确诊。

五、辨证分型及药物治疗

1. 气血瘀滞型

症状：以头痛为主，颈项不舒，时好时重，舌红有瘀斑，脉涩。

治法：活血化瘀，消肿止痛。

方药：通窍活血汤汤加减。

2. 阴虚阳亢型

症状：头痛、头晕，耳鸣，烦躁易怒，口干，手足心热，痉挛或抽搐，舌质红，苔薄白或薄黄，脉细数。

治法：补肝益肾，滋阴降火。

方药：杞菊地黄丸加减。

3. 心脾两虚型

症状：心悸，健忘，失眠多梦，食欲减退，腹胀，便溏，舌淡苔白，脉细数。

治法：益气健脾，宁心安神。

方药：归脾汤加减。

4. 督肾两虚型

症状：多为颅脑损伤合并颈椎损伤后期的表现。头颈酸痛，劳累加重，腰膝酸软，畏冷，小便清长，舌质淡红苔白，脉沉细无力。

治法：温补督肾。

方药：金匮肾气丸。

六、手法治疗

1. 手法复位

单人旋转复位法，用于上颈段寰齿间隙不等宽及两侧钩椎关节不对称者；角度复位法，适用于中段颈椎两侧钩椎关节不对称者；侧旋提推法，适用于下颈段两侧钩椎关节不对称者，以纠正颈椎的偏移错位，恢复颈椎内外平衡，解除错位颈椎对神经和椎动脉的刺激或压迫。

2. 推拿治疗

主要作用是疏通经络、调理气血、改善脑供血不足。

(1) 叩击法

单手或双手手指并拢，呈半屈曲位，用指尖轻叩百会穴、角孙穴及头部反应点约 20～30 次。

(2) 点揉法

用拇指指腹分别点揉印堂、睛明、攒竹、阳白、太阳、百会、角孙、风池及风府等穴各约 10 秒，拿肩井穴，按揉上肢曲池、合谷穴和下肢阳陵泉和涌泉穴。

七、针灸治疗

复苏期取风池、太冲、足三里、内关，平补平泻；恢复期取百会、心俞、隔俞、合谷、三阴交、足三里、太溪、内关、神门，针用补法。

八、食疗选方与饮食宜忌

① 芹菜 60 克，天麻 10 克，夏枯草 20 克，钩藤 15 克，菊花 10 克，猪瘦肉 80 克。煮汤，去渣，饮汤食瘦肉。治阴虚阳亢型脑震荡后遗症。

② 鱼头 1 个，川芎 10 克，白芷 10 克，杞子 10 克，当归 10 克。放炖盅内加水，隔水炖熟服。治心脾两虚型脑震荡后遗症。

③ 冬虫夏草 5 克，活鳖 1 只，熟地 6 克，巴戟 6 克，生姜 5 克，大枣 8 枚。将切好之鳖块及配料放入炖盅内加水，隔水炖熟服。治督肾两虚型脑震荡后遗症。

④ 田七 6 克，活蝎子 20 克，瘦肉 300 克。活蝎先用开水烫后，再加入田七、瘦肉煮汤服。治气血瘀滞型脑震荡后遗症。

⑤ 饮食宜忌。食宜清淡、易消化，忌油腻、浓茶、咖啡、酒类及辛辣刺激性食物。

九、日常护理与预后

① 坚持做头颈部仰伸和缓慢左右旋转动作，缓解部分颈肌的痉挛，削除疲劳。睡觉时枕低平枕头，尽量保持头部在正常位置。

② 避免长时间低头体位，应适时活动头颈，如后伸、侧屈、左右旋转等，或自行揉按紧张的颈项肌肉。

③ 注意保暖，避免感受风寒。

第四节　颈性脑萎缩

脑萎缩是由多种原因引起脑组织体积缩小的一种精神衰退性疾病，多由遗传、脑外伤、脑梗死、脑炎、脑缺血、缺氧、脑动脉硬化、煤气中毒、乙醇中毒等引起脑实质破坏和神经细胞的萎缩、变形、消失，其中最主要的致病因素是脑血管的长期慢性缺血。本病病理检查发现大脑皮质萎缩，脑重量减轻，脑回变平，脑沟增宽，累及额、顶、颞、枕各叶。小脑萎缩以语言障碍及形体的共济失调和震颤为主。大脑萎缩则以痴呆、健忘、不知人事、性格改变、行为障碍、偏瘫或癫痫性发作为主。本病起病较为缓慢，呈进行性加重，且成人易合并高血压、冠心病、糖尿病、共济失调、震颤麻痹、瘫痪、癫痫等病。属中医的“痴呆、痿证”等范畴。

一、病因病理

1. 病因

① 排除血管性疾病、退行性疾病、内分泌代谢异常、感染及颅内占位性病变引起的脑萎缩。

② 颅骨基底部合并颈椎损伤，颈椎移位或滑脱。

③ 颈椎劳损性病变、颈椎错位。

2. 病理

本病的病变可见脑组织结构体积缩小，脑实质减少，脑重量减轻，细胞数目减少，脑回变平，脑沟增宽、增深，脑室、脑池和蛛网膜下腔扩大。多见大脑皮质萎缩。其病因繁杂多样，多由于血液成分的异常改变。可因上段颈椎错位使原有的动脉粥样硬化、畸形引起的椎—基底动脉供血不足再度加重，或错位间接刺激颈部交感神经，使椎动脉收缩，管腔变窄，致供血不足，令椎—基底动脉供血区缺氧或血流障碍，脑血管弹性改变等因素使血流量减少，微血管的有效血液灌注不足，脑组织处于慢性缺血、缺氧状态，脑细胞形态及功能受到影响，引起脑细胞能量代谢等障碍而促发脑萎缩。

二、临床表现

1. 临床表现

根据脑萎缩的范围、程度、部位的不同而分为：广泛性脑萎缩、局限性脑萎缩两类。前者包括脑皮质萎缩、脑髓质萎缩、大脑实质全萎缩；后者包括发生在脑干、小脑及基底节区等部位的局限萎缩及一侧大脑半球脑组织萎缩等。

（1）广泛性脑萎缩

① 脑皮质萎缩临床多表现为：肢体麻木、无力，语言困难但无构音障碍，精神智能衰退，情感欣快、易变；CT 表现为：脑表面脑沟增宽，显著者呈囊状改变，脑裂亦增宽，脑室等正常。

② 脑髓质萎缩临床多表现为：语言受损较小，有回忆障碍，缓慢进行性认知障碍，情感淡漠、抑郁，另有姿势异常、肌张力常增高。出现各种不自主运动，步态异常。CT 表现为：脑沟、脑池大小形态多正常，而脑室对称性扩大。

③ 大脑实质全萎缩临床表现为：其临床表现既有脑皮质萎缩的症状，也有脑髓质萎缩的症状。表现出记忆力障碍、计算力障碍、情感障碍、行为异常和理解判断力障碍等。CT 表现为：脑室、脑池、脑沟均扩大。

（2）局限性脑萎缩

① 一侧大脑半球萎缩临床表现为：偏侧肢体运动、感觉功能障碍，临床检

查发现各种神经反射均有不同程度的异常。浅反射如腹壁反射、提睾反射、肛门反射表现迟钝，深反射如肱二头肌腱反射、肱三头肌腱反射、桡反射、膝反射、踝反射可增强，可有病理反射出现；CT表现为：一侧脑沟增宽变深，脑回变平缩小，侧脑室、第三脑室、脑池扩大。中线结构向病侧移位。

② 小脑萎缩临床表现为：头晕、自主活动缓慢、站立不稳、步幅宽大、小脑性步态、不能直线行走、语言不利、构音障碍、吞咽困难、眼球震颤、持物不稳、指鼻不能等明显的共济失调的症状。并可伴有直立性低血压、晕厥、心悸、排汗障碍、排便困难、性功能减退或障碍。临床检查发现有肌张力降低，指鼻试验、跟—膝—胫试验、快速轮替试验、闭目难立试验均不能完成。CT显示小脑纹理粗重，体积缩小呈现树叶状分支，小脑上沟位宽，第四脑室扩大，小脑周围蛛网膜下腔扩大。若小脑蚓部萎缩，可见小脑上池扩大。

③ 脑干萎缩临床表现为：吞咽困难，构音障碍，饮水呛咳，咽反射迟钝或消失，严重者可引起意识障碍、去大脑强直状态，甚至延髓生命中枢损害时导致呼吸衰竭而危及生命。CT显示环池及四叠池增宽扩大。如果有脑桥橄榄萎缩，在影像上可见脑干变细狭窄，周围腔隙加宽，橄榄体变扁平或缩小。但单纯脑干萎缩较为少见，多合并小脑萎缩。

三、诊断要点

多见于50岁以上患者，起病发展缓慢，病程长。患者有起病隐匿、渐进加重之特点。初期，多见头晕耳鸣、健忘失眠、情绪急躁等症状；中期，呈记忆力明显减退、反应迟钝、神情淡漠等症状；后期，智能明显衰退，脑组织形态改变，呈痴呆状态等。颈1～6横突不对称，颈2～7棘突可有偏歪、压痛、颈部活动受限。其中主要是颈枕寰、寰枢关节改变。

影像表现

① 脑沟、脑池及脑室的大小明显增宽；脑沟宽度大于5毫米可提示萎缩；侧脑室额角、枕角、颞角变圆钝，则提示相应脑叶萎缩。

② 弥漫性脑萎缩：脑皮质型脑萎缩以脑沟、脑池增宽为主，脑室扩大较轻或正常；脑白质型脑萎缩以脑室扩大为主，脑沟、脑池增宽较轻或正常；混合性弥漫性脑萎缩，灰质与白质均受累，显示脑沟、脑池及脑室均扩大。

③ 局限性脑萎缩：局限性脑沟、脑池增宽。脑室扩大产生负占位效应；其范围可只限于几个脑回，也可以是一个叶或一侧半球，后者为单侧脑室扩大，中线结构向脑萎缩侧移位。

④ X线显示：开口位片，寰齿侧间隙及寰枢关节间隙左右不对称，寰枢椎外侧缘或其关节面的内侧缘左右不对称，齿突轴线至双外侧缘距离不等，并与

寰椎的中线不重叠，二轴线互呈夹角或分离。侧位片示寰椎呈仰位、俯位、旋转等错位。颈曲变直或反张，椎体后缘连线中断，棘突排列不整齐。

四、鉴别诊断

1. 脑积水

脑实质内无异常低密度区，而脑积水在脑室周围可出现间质性水肿的低密度区；脑萎缩时脑室形态改变不明显，冠状位重建时，左右侧脑室顶部夹角变大，脑积水时脑室向四周扩大，左右侧脑室额角呈球形，而侧脑室顶部夹角缩小；第三脑室扩大，脑积水比脑萎缩明显，可呈球形；脑萎缩时脑沟、脑池增宽，而脑积水时则脑沟变浅或消失，脑池不宽。

2. 老年期的其他精神病

抑郁症如初次发病则应注意与本病加以鉴别。此类患者对答缓慢，思考困难，动作减少，颇给人以“痴呆”的印象。但他们有明确的发病界限，病前智能和人格完好，临床症状以情绪忧郁为主，尽管患者智力测验时速度较慢，但耐心检查可发现其质量还是好的，对抗忧郁药的效应良好，在忧郁症消退后并无持久的智能和人格的缺损。老年期还可能发生中毒性、症状性或反应性精神病，需根据病史、体检和精神检查加以鉴别。

五、辨证分型及药物治疗

1. 肾精不足型

症状：初期可见反应迟钝，动作迟缓或言语重复或性格孤僻，记忆力减退，伴头晕、耳鸣，腰膝酸软，神疲倦怠，发白、齿落等。渐至理解、判断、计算等智能全面减退，或出现失语，二便失禁，舌质白润，脉虚无力或沉细。

治法：滋补肝肾，填精健脑。

方药：熟地黄、山萸肉、山药、何首乌、龟甲、枸杞子、桑椹、远志、石菖蒲、怀牛膝、鹿角胶等水煎服。

2. 气血不足型

症状：初期表现为面色少华，倦怠乏力，精神不振，反应迟钝，记忆减退，表情呆板，逐渐出现明显“呆病”面容，行为笨拙幼稚，理解、记忆等智能全面减退。舌淡红，苔薄白，脉细无力等。

治法：补气养血，益智健脑。

方药：人参、白术、茯苓、当归、白芍、山药、黄精、黄芪、龙眼肉、酸枣仁、紫河车、益智仁等水煎服。

3. 阴虚火旺型

症状：症见智能减退，喜怒不定，心悸，烦燥不安，急躁易怒，两目昏花，四肢拘急，耳鸣耳聋，失眠多梦，少寐，颧红咽干，皮肤干燥，舌红少苔，脉弦细数。

治法：滋阴降火，补髓健脑。

方药：黄柏、知母、生地黄、牡丹皮、玄参、女贞子、枸杞子、龙骨、牡蛎、生铁落等水煎服。

4. 痰浊壅盛型

症状：初期可见面色晦滞，神情淡漠，性情孤僻，不欲饮食，头重且晕，胸闷短气，倦怠嗜卧，肢体麻木或沉重，喉间多痰，注意力不集中，健忘，或喜怒无常，欲哭欲笑，多疑多虑，渐至智能减退，生活不能自理，舌苔白腻，脉濡滑或弦滑。

治法：祛痰化浊，开窍醒脑。

方药：半夏、陈皮、茯苓、竹茹、枳壳、远志、郁金、石菖蒲、胆南星等水煎服。

5. 瘀血阻滞型

症状：初期可见面色晦滞，口唇紫黯，肢体麻木，善忘，口干欲饮，语言颠倒，表情呆板，反应迟钝，动作迟缓，或性情急躁，记忆力明显减退，哭笑无常，肢体麻木，渐至理解、判断、记忆等智能全面减退，舌质黯，有瘀斑，苔薄白，脉沉弦细或沉涩。

治法：活血祛瘀，通络醒脑。

方药：当归、赤芍、川芎、桃仁、红花、丹参、远志、石菖蒲、鸡血藤、柴胡、牛膝等水煎服。

六、手法治疗

1. 手法复位

参照本章第一节手法。

2. 推拿治疗

治疗原则是先轻后重，先标后本，逐渐深层。不同情况选用不同体位和方法，先坐位，用提揉抖颤法解除上肢肩背部痉挛，松解颈部肌肉，刺激颈部神经丛。然后从胸椎第一棘突向脑枕部推拿项韧带及颈部诸肌。俯卧位，掐点百会穴、四神聪、风府、天柱及第6、7颈椎横突缘。按头针反射区用手梳拿头皮，可活血化瘀、疏经活络，双手搓揉耳垂，以发热为度。足部按摩具有醒脑开窍等功效，如在脑垂体反射区刺激，能增加内分泌，按摩又能达到生物反馈调节作用。

七、针灸治疗

取穴：百会、太溪、命门、肾俞、足三里、三阴交、血海、脾俞、丰隆、神门、风池、太冲，针用补法。

八、食疗选方与饮食宜忌

① 龟一只洗净切块，核桃 50 克，灵芝 30 克，杜仲 12 克，熟地 15 克加水适量熬汤服。治肾精不足型老年痴呆。

② 紫河车 1 具洗净切块，黄芪 20 克，当归 15 克，枸杞子 15 克，大枣 10 克，西洋参 6 克加水适量煮汤服。治气血不足型老年痴呆。

③ 饮食宜忌。低脂肪饮食，蛋白质摄入以优质蛋白为主，如鸡蛋、鱼、瘦肉。多吃新鲜蔬菜和水果，多食动物脑髓和肾脏，切忌生冷、过分油腻之品，以防生痰。少食多餐，忌烟酒。

九、日常护理与预后

对患者有针对性地采用运动功能、语言功能等康复训练，采用理疗从而促进大脑功能的恢复。进行颈肩及上肢锻炼，对预防脑萎缩有良好作用，方法如下：

1. 前后点头

取站势，双脚分开与肩等宽。上身不动，向前点 1 次头再向后仰 1 次头。力争最大限度，动作要慢，要渐进，前后各 20 次。

2. 左右转头

上身不动，头正。头向左转 1 次，归原位后，再向右转 1 次。力争最大限度，动作要慢，要渐进，左右各 20 次。

3. 仰头观天

将头尽量向后仰，眼睛观天，坚持 5 分钟。

4. 旋转脖颈

用头带动脖颈旋转，要转大圈，头距双肩越近越好。向左旋转 2 圈，再向右旋转 2 圈，不要向一侧连续旋转。动作要慢。不要闭眼睛，以免眩晕，眼睛要随之转动。左右各旋转 20 次。

5. 双手托天

半屈双臂，虚握双拳，拳与肩平，然后虚拳变掌，掌心朝上，双手慢慢用力向上高擎，如托重物。头随之仰起，眼睛观天。双手高擎 20 次。

6. 单掌擎空

右臂从旁向上举起，掌心向上，成少先队礼势，右臂同时曲肘向后背，中手指尽力摸背脊上部。左右臂如此交替，各活动 20 次。

7. 向前引颈

双手十指交叉，手心向前，双臂伸直，同时头也尽量向前伸。然后双臂收至半屈，头也恢复原位。如此活动20次。

8. 下颌引颈

双手抚按两肾处，拇指向前，四指朝后，下颌仰起，向上、向前、向下划圈，最后回归原位，要用柔力伸延到极限，尽量划大圈。上身也随之前后呈小波浪式运动。引颈划圈20次。

第五节　颈性睡眠障碍

临床上大多数睡眠障碍以失眠多见，而与脊柱相关的睡眠障碍多见于颈部疾患所致的交感神经受刺激，使大脑的兴奋性增高，造成睡眠时间不足或睡眠不深熟，大多两者并存。交感神经受刺激常由于颈椎的退变，加上外伤或劳损，使颈椎小关节错位、颈椎不稳、颈肌痉挛或炎症，加上创伤性反应引起睡眠障碍。

一、病因病理

人在正常情况下，当大脑皮质经过相当长时间的兴奋或一时过强的兴奋后，皮质的神经细胞处于疲劳状态中，可以引起抑制，抑制过程在大脑皮质中占优势时就开始扩散，当抑制过程扩散整个大脑皮质及皮质下中枢时，就形成了睡眠。

① 颈部劳损或退行性改变，使颈部血管神经等软组织受到牵拉或挤压，造成交感神经功能紊乱和血管痉挛，从而影响大脑的供血，使脑内二氧化碳的浓度增高，从而中枢兴奋性增强，导致睡眠障碍。

② 当颈椎小关节错位或增生的骨赘直接压迫或刺激椎动脉、颈交感神经节，导致椎动脉痉挛，椎—基底动脉供血不足，反射性地使大脑中枢的兴奋性增高或影响到自主神经次高级中枢—下丘脑的功能而导致睡眠障碍。颈胸交界处关节错位，损害星状结节，引起多梦易醒。中段胸椎错位使交感神经受刺激，除多梦突然醒外，还出现胃部症状。

二、临床表现

① 睡眠障碍表现为睡眠过多和失眠。睡眠过多：病人处于嗜睡状态，虽然

外界的刺激可以使其觉醒，但和正常睡眠不同，刺激过后很快又进入睡眠。睡醒后仍有疲乏不快，头脑昏沉感。失眠：可表现为入睡困难，时常觉醒或晨醒过早等。有些患者常在颈部特殊体位下易于入睡。睡眠障碍与头、颈姿势的改变有明显的关系，不少患者感到头部在某一特殊姿势时，睡眠障碍和颈椎病症均减弱，而另一种姿势时，则加重。因而，有些患者常保持一定的被迫体位。

② 伴随症状：多梦、心情烦躁、易于冲动、头痛、记忆力减退、视物模糊、食欲减退等自主神经系统功能紊乱的症状。

③ 第1～3颈椎错位出现日间头昏、脑胀、精神疲惫、面色苍白、易瞌睡，但卧床又难以入睡，头脑清醒无睡意，想用默念数字诱导入睡，结果是越数越精神。颈胸椎交界处错位，常见心悸、多梦易醒、伴多汗、胸闷气短、上肢无力、手部怕冷等症。当第5～8胸椎后关节错位，表现为夜间突然醒来、多梦、胃部不适、恶心嗳气、饱胀感，伴肝区脾区隐痛，甚至是刺痛。

三、诊断要点

① 有颈背损伤史和睡眠障碍表现，伴有头晕、头沉、心情烦躁、易于冲动等情志症状。

② 颈椎或胸椎活动受限。提肩胛肌有摩擦音，多有棘上韧带剥离。背部肌肉紧张、压痛。第1～3颈椎横突不对称，第2、3、6、7颈椎及第1、2、5～8胸椎棘突偏歪，横突及棘突旁压痛。

③ X线片示：颈椎有退行性变，如椎间隙狭窄、钩椎关节不对称、增生、韧带钙化或骨化、小关节错位等。开口位片显示环椎位于口腔中央，环齿侧间隙及环枢交感节间隙左右不对称，环枢椎外侧缘左右不对称。侧位片显示环枢前间隙之距大于等于3毫米。

④ 必要时行星状神经节或颈上交感神经节以及高位硬膜外封闭，有助于诊断。

⑤ 其他检查：肌电图检查可见一侧或两侧上肢肌肉中出现纤颤电位。

⑥ 排除其他疾病引起的失眠。

四、鉴别诊断

1. 精神性睡眠障碍

以睡眠障碍为主要症状，患者自觉症状的严重性，常与客观观察及检查不一致，重度精神病的忧郁症、躁狂状态、神经错乱和精神分裂症等也有睡眠障碍的情况，但这种睡眠障碍多由于长期的思想矛盾或精神负担过重或病后体衰等原因所引起，一般无颈部症状与阳性体征。

2. 环境性睡眠障碍

这种睡眠障碍多由于环境影响，如硬度不适、光线不亮、声音太闹、卧具不合适等引起。一旦环境性变，睡眠障碍便会不治而愈。

五、辨证分型及药物治疗

1. 肝气郁结型

症状：精神抑郁，情绪不宁，善太息，胸胁胀满，痛无定处，胸闷嗳气，腹胀纳呆，女子月事不行。舌红苔白腻，脉弦。

治法：疏肝理气解郁。

方药：柴胡疏肝散加减。

2. 心脾两虚型

症状：多思，心悸胆怯，失眠健忘，面色不华，头晕神疲，纳少。舌淡，苔薄白，脉细弱。

治法：补养心脾，以生气血。

方药：归脾汤加减。

3. 阴虚火旺型

症状：眩晕，心悸，少寐，心烦易怒，腰酸，男子遗精，妇女不调。舌红，苔黄，脉弦细而数。

治法：滋阴降火，养心安神。

方药：黄连阿胶汤、硃砂安神丸二方同为清热安神之剂，可随证选用。

4. 痰热内扰型

症状：不寐头重，痰多胸闷，恶食嗳气，吞酸恶心，心烦口苦，目眩，苔腻而黄，脉滑数。

治法：化痰清热，和中安神。

方药：温胆汤加黄连、山栀。

5. 心胆气虚型

症状：不寐多梦，易于惊醒，胆怯心悸，遇事善惊，气短倦怠，小便清长，舌淡，脉弦细。

治法：益气镇惊，安神定志。

方药：安神定志丸。

六、手法治疗

1. 手法复位

参照本章第一节手法。

2. 推拿治疗

（1）患者仰卧位

术者坐于患者头部上方，以右手食、中二指点按睛明穴3～5次后，以一指或双拇指推法，自印堂穴向两侧沿眉弓、前额推至两太阳穴处，操作5～10分钟。然后双手拇指分别抵于两侧太阳穴，换用余下四指推擦脑后部风池穴至颈部两侧，重复两遍，再以双拇指尖点按百会穴。

（2）患者坐位

术者站于患者右侧，用右手五指分别置于头部督脉、膀胱经及胆经上，自前发际推向后发际5～7次，然后术者站在患者之后，沿两侧之胸锁乳突肌拿捏，拿肩井3～5次。

（3）患者俯卧位

术者在其背部用滚法，操作3～5分钟，心脾亏损者，可多按揉心俞、脾俞；肾虚者，可多按揉肾俞、关元俞，最后再点按神门、足三里、三阴交。

（4）自我按摩

可在每晚睡觉前，坐于床上进行如下按摩：①揉百会50次；②擦拭肾俞50次；③摩脐下气海、关元50次；④揉按足三里、三阴交各50次；⑤擦涌泉100次；⑥仰卧于床上做细而均匀的深呼吸30次，全身放松意守丹田即可入睡。

（5）每晚临睡前先揉足三里、三阴交，每穴1分钟，再掐按内关、神门穴1分钟，再用双手掌根部揉擦背部，以有热感为宜，重点按揉心俞、脾俞、肝俞。最后平卧闭目养神，不生杂念，用拇、食指按揉双侧睛明穴，连续揉按3～5分钟即可产生睡意。

七、针刺治疗

（1）肝气郁结型

神门、百会、三阴交、太冲、期门、日月、支沟，针用泻法。

（2）心脾两虚型

神门、百会、三阴交、心俞、脾俞、巨阙、章门，针用补法。

（3）阴虚火旺型

神门、百会、三阴交、心俞、脾俞、太冲、太溪，平补平泻。

（4）痰热内扰型

神门、百会、三阴交、丰隆、阴陵泉、内关，平补平泻。

（5）心胆气虚型

神门、百会、三阴交、心俞、胆俞、针用补法。

八、食疗选方与饮食宜忌

① 龙眼肉、莲子、大枣各15克，灵芝30克，鸡半只，煎汤，饮汤食龙眼肉、鸡肉、莲子、大枣。治心脾两亏虚型失眠。

② 党参10克，大枣30克，共煎半小时左右，捞出党参、大枣，药液加白糖50克，煎成浓汁备用；将大枣同糯米250克一齐蒸至饭熟后，扣在盘中，把药汁倒在枣饭上即成。治心胆气虚型失眠。

③ 半夏6克煎汤取汁去渣，加米100克煮粥，待粥五成熟时加入切碎的萝卜150克，再熬至粥熟。分2餐食用。治痰热内扰型失眠。

④ 鲜桑堪1 000克，洗净，加水适量煎煮，取汁，再以文火煎熬浓缩至较稠粘时，加入蜂蜜300克，收膏。每次服1汤匙，以沸水冲化饮用，每日2次。治阴虚火旺型失眠。

⑤ 饮食宜忌。失眠患者的饮食宜清淡，少食肥甘厚味，忌刺激食品，如浓茶、咖啡等。晚餐不宜过饱。具体说来心脾两虚、心胆气虚者，宜食有助于补益心脾的食品，如小麦、莲子、大枣、龙眼肉等。阴虚火旺者，宜食有助于养阴降火的食品，如百合、鸡蛋、牡蛎肉、淡菜、鳖肉等，忌食辛燥动火食物，如辣椒、姜、胡椒。肝气郁结者，宜食有助于清肝理气食物，如芹菜、绿豆、李子、橘子等，亦忌食辛燥动火的食物。痰热内扰者，宜食消食化痰导滞的食物，如山楂、萝卜、荸荠等。

九、日常护理与预后

① 正确的睡姿，合适的枕头。仰卧、侧卧为宜。枕头宜柔软，需超过自己的肩宽10～20厘米，高度为10～15厘米。枕头的位置放在脖子的后方，不要放在后枕部，以免抬高头部，使颈部肌肉疲劳，颈曲变直或反张。

② 纠正不良的姿势和习惯。

③ 头颈部轻微的扭伤、落枕以及严重的外伤对产生和诱发颈椎病起着一定的作用，所以不要轻视这些轻微的外伤而延误治疗，一旦得病，要及时、彻底的治疗。

④ 选择适当的锻炼项目，增强体质。在急性期患者疼痛症状较生时宜缓，锻炼时颈部活动范围要小些，用力不宜过猛。患者适当的颈、肩部功能练习，有助于促进血液循环，增强局部肌力，保持患椎的稳定性。

⑤ 饮食不节、情志抑郁往往引起机体的气血失调，并至痰湿停滞。这些对颈椎病有一定影响。平时多食胡桃、山芋肉、黑芝麻等以补肾，木瓜、当归等以舒筋活络，这些食品对于颈椎病亦有预防作用。

第六节 颈 性 面 瘫

面瘫又称面神经麻痹,临床上将面神经传导通路病变所致的面部表情肌瘫痪称为面神经麻痹。临床上以口眼歪斜为主要特征,多为单侧性的。由于支配面上部各肌之神经元受双侧皮质脑干束控制,支配面下部各肌之神经元只接受对侧皮质脑干束控制,故临床上根据病变部位将其分为周围性和中央性。颈性面神经麻痹是由于颈椎的损伤而继发的面神经麻痹。

一、病因病理

1. 病因

(1) 病毒感染

单纯疱疹病毒为最强相关的感染,带状疱疹、感冒、EB 病毒、人类免疫缺陷病毒、流行性腮腺炎等病毒感染也与之有关。

(2) 风寒因素

感受风寒湿邪,阻滞经络。

(3) 缺血因素

由于颅底骨折或颈椎外伤,错位或颈部肌肉痉挛,或其他原因引起血管运动神经反射性血管收缩,使局部缺血,组织水肿,压迫面神经。

(4) 免疫学因素

高血压、血管压迫、面神经炎、面神经管先天性狭窄等因素。

2. 病理

① 局部营养神经的血管因受风寒、缺血或炎症而痉挛,导致该神经组织缺血水肿,压迫面神经而致病;或睡觉时着凉或面部受冷风吹拂后,由于睡姿不良,或枕头高低不合适,使颈椎内外平衡失调,再加上颈肩部受寒凉刺激,部分肌肉收缩,更加重了颈椎失稳。

② 面神经从脑桥发出后,经内听道及岩骨中狭长的骨性管—面神经管,由茎乳孔出颅腔,分布于面部表情肌。因此无论是风湿性面神经炎还是茎乳孔内的骨膜炎,都会因缺血或炎症引起局部组织神经水肿,使面神经受到更为严重的压迫,血循环障碍而致面神经瘫痪。

③ 当颈椎错位后,寰椎的横突可随错位形式如侧摆、仰、俯及旋转等,产生向上、下,左、右,前、后等移动。颈椎体错位可引起软组织炎症、充血、水肿。由

于面神经的出口茎乳孔毗邻寰椎横突。故寰椎错位可导致面神经受刺激。

④ 颈椎解剖位置的改变刺激或压迫交感神经和椎动脉,引起椎—基底动脉供血不足,造成脑桥面神经和血液循环障碍,或交感神经的鼓室丛受刺激使迷路动脉反射痉挛,致内耳面神经径路循环障碍而致面神经麻痹;颅底或颞骨骨折,导致面神经损伤。

二、临床表现

本病通常呈急性起病,一侧面部突然瘫痪,于1～3天内达到顶峰,也可一起病即达到高峰。部分病人在起病前几天有同侧耳后、耳内、乳突区的轻度疼痛,数日即消失。若压迫面神经可产生不适感觉。多数病人往往于清晨洗面、漱口时突然发现一侧面颊动作不灵、嘴角歪斜。病侧面部表情肌完全瘫痪者,前额皱纹消失,眼裂扩大,不能闭合或闭合不全。鼻唇沟平坦,口角下垂,露齿时口角歪向健侧。病侧不能作皱额、蹙眉、闭目、鼓气和噘嘴等动作。闭目时,则因眼球转向上、外方露出角膜下缘的巩膜,称为Bell征。鼓颊和吹口哨时,因患侧口唇不能闭合而漏气。进食时,食物残渣常滞留于病侧的齿颊间隙内,并常有口水自该侧淌下。泪点随下睑外翻,使泪液不能按正常引流而外溢,眼泪增多。部分病人眼泪减少,自诉眼涩。病侧的眼轮匝肌反射减弱或消失,眼睑震颤明显减弱。

除上述症状外,还可因在面神经管中的被侵部位不同而出现一些其他症状。如面神经受损在茎乳突孔以上而影响鼓索神经时,尚有病侧舌前2/3味觉障碍。如在发生镫骨肌分支以上处遭受损害,则尚有同侧舌前2/3味觉损害和听觉过敏。膝状神经节受损常因疱疹病毒感染所致,被累及时,除有面神经麻痹、听觉过敏和舌前2/3的味觉障碍外,还有病侧乳突部疼痛,以及耳廓部和外耳道感觉迟钝,外耳道或鼓膜出现疱疹,构成Hunt综合征。累及岩浅大神经时,病侧的泪液分泌减少,病侧面部出汗障碍,但此时无耳道内或鼓膜上的疱疹。

三、诊断要点

① 患者多为一侧面部突然瘫痪,表现为一侧额纹消失或变浅,眼裂变大,闭目不能或不全,病侧鼻唇沟变平坦,口角低,鼓气时漏气,撅嘴及吹口哨均不能,齿颊间常有食物存积。

② 上颈段不适、头部旋转受限;第1、2颈椎横突不对称,第2颈椎棘突偏歪、压痛,肩胛内上角有摩擦音;头前屈后伸及颈左右旋转受限。

③ X线检查:开口位片显示环椎位于口腔中央,环齿侧间隙及环枢关节间

隙左右不对称，环枢椎外侧缘左右不对称。齿状突轴线至枢椎外侧之距离不相等。钩椎关节骨质增生。侧位片显示环枢前间隙之距大于等于 3 毫米。

四、鉴别诊断

1. 中枢性面瘫

表现为对侧下面部更严重的瘫痪，即病变对侧鼻唇沟变浅，示齿时口角低，但皱额尚好，闭目力量可以较弱，同时常伴有同侧的偏瘫。

2. 急性感染性多发性神经根神经炎

由本病所致的外周性面神经麻痹多为双侧性的，发病前多有前驱感染病史，同时伴有对称性的肢体运动和感觉障碍，四肢下运动神经元性瘫痪，脑脊液检查可见蛋白质增加而细胞数不增加的蛋白质细胞分离现象。

五、辨证分型及药物治疗

1. 风寒袭络型

症状：吹风受凉后出现口眼㖞斜，眼睑闭合不全，伴恶风寒，发热，肢体拘紧，肌肉关节酸痛，舌质淡红，苔薄白，脉浮紧或浮缓。

治疗：祛风散寒，温经通络。

代表方剂：麻黄附子细辛汤加味。

2. 风热袭络型

症状：多有炎症病史，突然出现口眼㖞斜，眼睑闭合不全，伴口苦，咽干微渴，肢体肌肉酸楚，舌边尖微红，舌苔薄黄，脉浮数或弦数。

治法：疏风清热，活血通络止痉。

代表方剂：大秦艽汤加减。

3. 风痰阻络型

症状：突然口眼㖞斜，眼睑闭合不全，或面部抽搐，颜面麻木作胀，伴头重如蒙，胸闷或呕吐痰涎，舌胖大，苔白浊或腻，脉弦滑。

治法：祛风化痰，通络止痉。

代表方剂：牵正散加味。

4. 气虚血瘀型

症状：口眼㖞斜，眼睑闭合不全日久不愈，面肌时有抽搐，舌质淡黯，苔薄白，脉细涩或细弱。

治法：益气活血，通络止痉。

代表方剂：补阳还五汤加减。

六、手法治疗

① 取端坐位或仰卧位，手法重点在患侧。先在风池穴点按1～2分钟，继而沿面神经走行方向由近端向远端揉按，反复10多次，使局部充血并有热感，然后于局部用四指做轻轻叩击半分钟；如触及有颈椎棘突或横突偏移，可采用单人旋转复位法，解除错位关节对神经血管的压迫或刺激，恢复其正常解剖位置，改善局部血液循环，促使局部水肿或炎症的消退。每1～2天1次，5～7次为1个疗程，一般做1～2个疗程。

② 配穴治疗：取印堂、睛明、阳白、迎香、下关、颊车、地仓、风池、合谷穴，用一指禅推法自印堂、睛明、阳白、迎香、下关、颊车、地仓往返治疗，并可用揉法或按法先患侧后健侧进行，再用一指禅推法施于风池及颈部，最后拿风池、合谷穴。

七、针刺治疗

1. 早期

取穴：风池，地仓，颊车，四白，阳白，合谷。

本证发病初起，风邪外袭，面神经炎症尚处于发展阶段，近端取穴宜少，刺激宜轻，以温灸为主；远取诸穴，如合谷、外关、大椎等则可用泻法，强刺激。待急性炎症消退后，面部诸穴刺激可加强，除针灸并用外再加拔火罐。

2. 后期

取穴：颊车，地仓，迎香，四白，颧髎，足三里、三阴交。可以加大刺激量，可以用透刺，亦可以加用电针。

八、穴位敷贴

对于面瘫后期，可采取中药敷贴法，中药：马钱子、白附子、桂枝、细辛等；取穴：颊车，地仓，牵正，阳白等；操作：每次选择4个穴位，针灸后于选定的穴位上贴中药粉末，每穴约1克；疗程：每天一次，10次为一疗程，疗程结束后休息3天可进行下一个疗程。

九、食疗选方与饮食宜忌

① 干姜10克，桂枝3克，大米50克，红糖20克，煮粥吃。治面神经麻痹早期有风寒者。

② 黑豆30克，猪蹄2个洗净切块，川芎15克，加水适量煮汤喝。治面神经麻痹口眼歪斜尚未完全恢复。

③ 乌鸡1只洗净切块，核桃肉100克，党参20克，淮山20克，大枣10克，加水适量熬汤。治面神经麻痹恢复期气血不足。

④ 饮食宜忌

患病早期忌食湿热油炸之品，可多食富含维生素 B_{12} 的食物如花生、牛肝等。恢复期宜多食益气养血的食物如淮山、核桃、大枣等。

十、日常护理与预后

① 注意颈部各种功能锻炼，早期的面部功能锻炼对于缩短疗程有着重要的意义。应尽早进行皱眉、抬额、闭眼、露齿、鼓腮、吹口哨等动作的训练，每日可进行数次，每次进行数分钟。多做头部后伸、左右旋转活动，两上肢多做上举活动，或扶握单杠足趾离地1分钟，前后晃动，反复2～3次。

② 颈部不宜长时间在一个强迫体位工作，睡枕不宜过高或过低，有咽喉炎者应早期治疗。

第九章　耳、鼻、喉疾病

第一节　颈性耳鸣耳聋

耳鸣是听觉紊乱的现象，是听觉系统受到各种刺激或本身病变产生的一种主观的声音感觉，而当听觉系统由于传音或感音部分病损致使听力减退，严重者可导致听觉功能障碍或完全丧失，称重听或耳聋。

一、病因病理

1. 自主神经功能紊乱

颈部的外伤、劳损和退行性变，破坏了脊柱的内外平衡，易发生颈椎解剖位置的改变。由于机体代偿机制的作用，颈椎解剖位置的这种改变，可自行缓解，尚不致产生明显的临床症状。若在一定的外因作用下，机体失去代偿功能，这种解剖位移，就能刺激或压迫颈交感神经，使内耳的生理功能受到干扰而产生耳鸣或耳聋。

2. 血液供应障碍

内耳之血液大部借内听动脉供给，间有耳后动脉之茎乳支分布于半规管。内听动脉从基底动脉分出，入内耳道。当小关节错位，刺激或压迫椎动脉，或由于刺激了颈椎关节囊韧带或椎动脉壁周围的交感神经，反射性地引起椎动脉痉挛而导致椎—基底动脉供血不足引起内听动脉血流减少而发生耳鸣或耳聋。

二、临床表现

① 耳鸣、耳聋为主要症状，颈椎急性损伤引起的耳鸣，音调较高，属感音性耳鸣，多伴有重听甚至耳聋现象，呈间歇性发作，且与头部位置的改变有关，颈部压痛点与耳鸣多在同一侧。同时伴有轻重不等的脑血管、神经症状，青壮年

颈椎损伤者多属此类。颈椎慢性损伤引起的耳鸣多呈持续性，时轻时重，继而出现重听、耳聋症状，为双侧星感音性耳鸣，呈缓慢发展趋势，老年人颈源性耳鸣的耳聋多属此类。

② 颈活动度受限，颈肌紧张，局部压痛或疼痛不明显。

③ 伴随症状：多伴有眩晕、头痛、视力异常等症状。近年来国内外有学者把耳蜗—前庭症状列为“椎动脉型颈椎综合征”的主要症状之一，认为在眩晕发作时，半数以上患者伴有耳鸣，约 1/3 患者有渐进性耳聋。

三、诊断要点

① 有耳鸣或耳聋症状，有颈椎病或头颈部外伤史。耳鸣的轻重与颈椎病的轻重有直接关系，且多与颈椎病单侧损伤的部位同侧；随着颈椎病的手法复位或牵引治愈后耳鸣亦有明显减轻或消失，后者更能证实颈源性耳鸣的诊断。

② 颈活动度受限，颈肌紧张，颈椎两旁有明显压痛感，第 1、2 颈椎棘突偏移，颈 2、3 横突左右不对称，横突后侧有索状硬结或球状肿块，椎间关节隆起、肿胀，棘突偏歪、压痛。头颈部位置改变时症状加重。

③ X 线检查颈椎生理曲度不同程度的改变，上颈段棘突或横突有不同程度偏移或脱位，寰枢椎半脱位者可考虑此病。椎动脉造影有梗阻现象。脑血流图检查可有枕乳导联异常。

④ 耳部和听觉系统检查排除其他疾病。

四、鉴别诊断

1. 梅尼埃尔综合征

①突然发作，持续时间 3～5 天；②间歇期无遗留症状；③发作时常与刺激性因素有关，如光线、声音，全身活动时加重；④严重时伴有面色苍白、大汗、呕吐等迷走神经症状；⑤无颈部症状与阳性体征。

2. 真性听力障碍

听觉系统结构微妙复杂，凡声波传导途径中任何一环发生病变或外伤均可导致听力下降，如中耳炎所致的听力下降等，这些可通过对听觉系统的各种检查确诊。

3. 药源性耳聋

氨基苷类抗生素可引起前庭和耳蜗损害而导致听力下降甚至耳聋，多见于儿童，此型通过询问病史可确诊。

4. 先天性耳聋

由于孕妇用药不当或胎儿先天发育不良所致，多为聋哑相关发生。

五、辨证分型及药物治疗

1. 肝胆火盛型

症状：突然耳鸣或耳聋，头痛面赤，口苦咽干，心烦易怒，怒则更甚，或夜寐不安，胸胁胀闷，大便秘结，小溲短赤。舌质红，苔黄，脉多弦数。

治法：清肝泄火。

方药：龙胆泻肝汤加减。

2. 痰火郁结型

症状：两耳蝉鸣，时轻时重，有时闭塞如聋，胸中烦闷，痰多，口苦，或胁痛，喜太息，耳下胀痛，二便不畅。舌苔薄黄而腻，脉象弦滑。

治法：化痰清火、和胃降浊。

方药：温胆汤加减。

3. 风热上扰型

症状：外感热病中，出现耳鸣，或耳聋，伴见头痛、眩晕、呕逆、心中烦闷，耳内作痒。或兼寒热身痛等表证。苔薄白腻，脉浮或弦数。

治法：疏风清热。

方药：银翘散加减。

4. 肾精亏虚型

症状：耳鸣或耳聋，多兼见眩晕、腰痠膝软、颧赤口干、手足心热、遗精等，舌红，脉细弱或尺脉虚大。

治法：滋肾降火，收摄精气。

方药：用耳聋左慈丸加减。

5. 清气不升型

症状：耳鸣、耳聋，时轻时重，休息暂减，烦劳则加，四肢困倦，劳怯神疲，错愦食少，大便溏薄，脉细弱，苔薄白腻。

治法：益气升清。

方药：益气聪明汤加减。

六、手法治疗

采用颈椎旋转复位法纠正移位的椎骨，恢复光柱内外平衡，以松解或消除对交感神经及椎动脉的刺激或压迫，对于老年患者，因其脑血管有不同程度的硬化，颈椎骨关节病损较严重，因此手法治疗效果欠佳。宜以颈部的按摩为主。若由于颈部受外伤者可酌情采用其他复位手法治疗。

① 用拇指或食、中指依次点按头面、颈项、背部及下肢的穴位，每穴按 1 分

钟。点按太冲、三阴交、肝俞穴。

② 术者用手掌按压患者患侧耳廓，食指压在中指上置于患者耳后乳突部，然后食指快速滑下弹击乳突，反复弹 10～20 次，此法古称“鸣天鼓”。

③ 用拇指分别按患者颈项两侧肌肉，时间为 5～10 分钟；然后正骨复位。

④ 术者在患者双耳部的翳风、耳门、角孙等穴处分别施以指法振法，时间各为 1 分钟。

七、针灸治疗

取穴：翳风、风池、耳门、听宫、听会、角孙、太冲、太溪、三阴交、阳陵泉。针用泻法，肾虚加肾俞。

八、食疗选方与饮食宜忌

① 枸杞子、山药、熟地黄各 30 克，猪脑 1 具，生姜、大葱、精盐、味精等各适量，加清水 250 毫升，同入瓦盅内隔水蒸熟食用。

② 猪肾一对去筋洗净切片，用骨碎补、核桃肉、补骨脂各 10 克一同研末，掺入猪肾片内，煨熟后调味食用。

③ 猪腰 1 对洗净切片，肉苁蓉、熟地黄、黄精、山药各 15 克，用温水泡软后切片，一同放入锅煎炒至熟。加适量精盐、味精、葱姜末等调味后食用。

④ 汽锅乌鸡：乌骨鸡 1 只，冬虫草 5 克，熟地 5 克，黄精 5 克，党参 10 克，水发香菇 30 克，料酒 10 克，生姜 10 克，精盐 4 克将砍好的鸡块和配料放入锅中，加清水 500 毫升，然后把汽锅放在蒸锅上蒸 2～3 小时，出笼后捡出黄精、熟地、党参、生姜，撒胡椒粉 1 克服。

⑤ 饮食宜忌：耳鸣耳聋多与肾虚有关，可多食有补肾作用之食物，如各种家畜之肾脏、核桃、开心果、松子仁等。有畏寒及阳痿者，可食牛鞭、海狗肾类壮阳物。食谱要广不要挑食。

九、日常护理与预后

① 防止颈部外伤，一旦受伤，无视轻重应及早救治。

② 颈部不宜长时间处于被迫体位，长期低头工作的患者应每隔 1 小时左右活动一下颈部肌肉和关节，或进行“米”字或“犀牛望月”式功能锻炼。

③ 注意颈部保暖，尤其对老年人和小孩更应该注意防止颈部受风寒湿等外邪的刺激。

④ 每日早、晚做颈椎操，加强颈部锻炼。

⑤ 忌饮咖啡、浓茶、酒等刺激性饮料，注意多休息。

第二节　颈性过敏性鼻炎

过敏性鼻炎又称常年性变应性鼻炎，是指鼻部吸入致敏原时发生的鼻部阻塞，鼻部及咽部作痒、打喷嚏、鼻中流出许多清澄分泌物。这类鼻炎占全部鼻病的 40%左右。本病由多种特异性过敏原引起，亦与自主神经系统、精神情绪等变化有关。其特点为突然和反复的鼻痒、鼻塞、打喷嚏、流清涕不止、一侧或两侧颈部及头后枕部、头前额胀痛不适等。

一、病因病理

1. 病因

① 中医学认为过敏性鼻炎以肺、脾、肾虚为其内因，外因多为感受风、寒、湿或异气所致。肺气虚弱，表卫不固，则易受外邪侵袭，使肺气不宣，鼻窍不利以致发病。脾气虚弱，则土不生金而肺气不足，运化水湿不利，则津液凝聚，使寒湿久凝鼻部而致病。若肾气不足，肾失摄纳，气不归元，气浮耗散于上，则可喷嚏不止。故言本病其表在肺，其本在脾肾。“正气存内，邪不可干”，所以正气亏虚是疾病发生的根本原因。

② 颈性过敏性鼻炎无过敏原，颈椎病发作时伴鼻炎发作，颈椎病好转，鼻炎也随之好转、消失。脊柱病因学说认为，鼻部血管舒缩功能由自主神经支配，通常用交感神经兴奋剂或副交感神经抑制剂治疗过敏性鼻炎，只是暂时有效，不能根治，因为脊柱错位引起自主神经功能紊乱的病因仍存在。

③ 过敏性鼻炎发作常比较突然并可自行缓解，与外环境和内环境的变化有关。

2. 病理

① 由于急性损伤或慢性劳损，颈 1～4 横突发生向前或侧摆式错位，极易推拉、牵张、或因深筋膜的紧张而压迫伤及颈上交感节或颅底的软组织，引起交感神经纤维或副交感神经纤维的刺激或压迫，出现物理刺激性的神经兴奋或抑制，使所支配的器官功能发生障碍。如果这种物理性刺激未能及时消除，关节错位的创伤将引起创伤性炎症而成为无菌性炎症水肿，此时神经受继发性炎症的影响将持续较长时间的功能失调。许多上位颈椎失稳患者并发过敏性病症，尤以过敏性鼻炎多见。当其颈椎病治愈后，过敏性鼻炎也随之而愈。这类患者常低头或仰头工作时出现流涕、打喷嚏的症状；由于体位改变使神经受刺激或

解除刺激,症状会突然发生或停止。若神经纤维受颈椎错位压迫时间较久,其支配的器官成为"去神经敏感性",而过敏反应加重,只要解除神经受骨性压迫的颈椎错位,神经功能将会逐渐恢复正常而使过敏现象自愈或消除。

② 除介质的直接作用外,感觉神经末梢受刺激后,也可触发神经反射,改变自主神经系统功能活动,引起神经介质释放,产生相应的效应。颈椎的小关节错位,或其周围的组织损伤,亦可影响到颈上神经节,使交感神经活动受到抑制,副交感神经功能亢进,引起鼻黏膜腺体分泌和血管扩张,对外界刺激的敏感性增加。

二、临床表现

1. 阵发性鼻痒和打喷嚏

鼻内奇痒多突然发生,继之连续不断地打喷嚏,伴有流泪,眼部发痒,因连续打喷嚏常引起咽部刺痛或隐痛。若过敏原为食物常有硬腭发痒。

2. 鼻塞

因鼻黏膜水肿所致,发作期间多为双侧,持续性。接触过敏原数量少,时间短,鼻塞则可为单侧,交替性、间歇性。

3. 鼻流清涕

初期可能少而稠,在发作高潮则多而稀,恢复期又呈少而稠。

4. 嗅觉减退

因鼻黏膜水肿,含气味分子不能到达嗅区,或因嗅觉黏膜水肿,功能减退所致,多为暂时性。

发作期还可伴暂时性耳鸣、听力减退、头痛,或有其他变态反应性疾病的相应症状。

颈部一侧或两侧胀痛不适,严重时还可出现头后枕部、头前额部胀痛,转头活动不利。

三、诊断要点

除前文所述有典型临床症状以外,还有以下几点:

1. 鼻部检查

发作时鼻尖周围皮肤潮红,鼻前庭有大量清水样鼻涕积聚或流向上唇;鼻黏膜明显苍白水肿或呈灰紫色,由于下鼻甲水肿与鼻中隔相贴,需要麻黄碱溶液收缩后才能见到鼻腔其他部位;在发作间歇期鼻黏膜外观无明显特殊症状,似一般单纯性鼻炎,或可见到中鼻甲或中鼻道黏膜息肉样变;若有鼻窦继发感染则在嗅裂处见到黏脓性分泌物或息肉。

2. 颈部检查

颈部活动轻度或明显受限，一侧或两侧颈肌紧张或痉挛。颈椎棘突有 2～3 个不同程度的偏歪，中上颈段棘突一侧或两侧压痛明显。

3. 颈椎 X 线检查

颈曲变直或反张，中上颈段常有双突片，钩椎关节左右不对称，颈 3、4 棘突偏歪，椎体后缘连线中断或反张、成角、双边征、双突征，斜位片显示椎间孔变形缩小。开口位片环椎双侧的侧块不对称，环齿侧间隙及环枢关节间隙左右不对称，枢椎棘突偏歪。侧位片见环椎呈仰、倾式或旋转式错位。

四、鉴别诊断

1. 季节变应性鼻炎

多发生于花粉季节。在临床表现上与常年变应性鼻炎极为相似，但其发病时症状明显加重。

2. 血管运动性鼻炎

其病因为非特异性刺激所诱发的变态反应。临床症状为鼻痒、打喷嚏，后鼻分泌物量多，鼻涕较黏，鼻黏膜呈慢性充血，嗜酸性粒细胞无特异性，皮肤过敏试验阴性，血清及鼻腔分泌物 IgE 正常。

五、辨证分型及药物治疗

1. 肺气虚寒型

症状：鼻窍奇痒，喷嚏连连，继则流大量清涕，鼻塞不通，嗅觉减退，患者平素恶风怕冷，易感冒，每遇风冷则易发作，反复不愈。全身症见倦怠懒言，气短音低，或有自汗，面色苍白，舌质淡红，苔薄白，脉虚弱。

治法：宜温补肺脏，祛风散寒。

方药：玉屏风散和苍耳子散加减。

2. 肺脾气虚型

症状：鼻塞、鼻胀较重，鼻涕清稀或黏白，淋漓而下，嗅觉迟钝，双下鼻甲黏膜肿胀较甚，苍白或灰黯，或呈息肉样变。患病日久，反复发作，平素常感头重头晕，神昏气短，怯寒，四肢困倦，胃纳欠佳，大便或溏，舌质淡或淡胖，舌边或有齿印，苔白，脉濡弱。

治法：宜健脾益气，补肺敛气。

方药：四君子汤加诃子、五味子、辛夷花、北黄芪等。

3. 肾虚型

症状：多为常年性，鼻痒不适，喷嚏连连，时间较长，清涕难敛，早晚较甚，鼻窍黏膜苍白、水肿。根据全身症状表现,有偏于肾阳虚和肾阴虚者,临床上以肾阳亏虚较为多见。若肾阳亏虚者,平素颇畏风冷,甚则枕后、颈项、肩背亦觉寒冷,四肢不温,面色淡白,精神不振,或见腰膝酸软,遗精早泄,小便清长,夜尿多,舌质淡,脉沉细弱;若肾阴不足者,症见形体虚弱,眩晕耳鸣,健忘少寐,或见五心烦热,舌红少苔,脉细数。

治法:补肺温肾、滋养肾阴。

方药:肾阳虚用温肺止流丹配入补肾纳气的药物,如胡桃肉、肉苁蓉、覆盆子、金缨子、蛤蚧等。肾阴虚者可用左归丸。

六、手法治疗

1. 常用手法

采用颈椎旋转复位及分筋理筋法,纠正偏移的颈椎小关节,松解周围的肌肉韧带,解除痉挛,恢复颈椎的内外平衡;解除对神经的刺激或压迫,恢复交感神经和副交感神经之间的协调统一。

(1) 单人旋转复位法

以颈1横突偏右为例。患者取矮坐位,颈部前屈35°、左偏35°、右侧旋转45°,医者站于患者患侧,左手拇指触到颈1偏移横突并固定之,余四指置于患者右侧头颞部,右手扶持左面部,在右手向右后方旋转的瞬间,左手拇指将横突轻压向患者左下侧,常听到“咯”的一声,或拇指下有轻度移动感,触之平复或改善,手法完毕。

(2) 侧旋提推法

以颈横突偏右为例。患者取矮坐位,颈部前屈45°、左偏45°、右侧旋转45°,医者站于患者背后,右手拇指触到颈1偏移横突并固定之,余四指置于患者右侧颈肩部,左手扶持右面部,在左手向左后方旋转的瞬间,右手拇指将横突轻推向患者左侧,常听到“咯”的一声,或拇指下有轻度移动感,触之平复或改善,手法完毕。

2. 手法注意事项

① 手法前应摄颈椎X线正侧位、开口位片,了解颈椎骨关节及其周围组织情况。

② 手法操作时要求轻、巧、透,不能使用暴力,颈椎旋转复位角度不宜过大,一般左右旋转小于30°为宜。

七、针刺治疗

取穴:印堂、风池、迎香、禾髎。

肺气虚加肺俞，脾虚加脾俞，肾虚加肾俞，针用补法，可以单用灸法或针灸并用。

八、食疗选方与饮食宜忌

① 花生不去衣45克，加大米100克，同煮为粥，加冰糖适量服。治肺脾气虚型过敏性鼻炎。

② 豆豉、干姜各10克，加红糖10克，煮汤趁热饮。或苏叶、防风、桂枝各10克，煮水开至1分钟后去渣，加大米50克煮粥食用，治疗肺气虚寒型过敏性鼻炎。

③ 山药、薏苡仁各60克煮烂，加柿饼30克切丝，同大米煮粥食用，治疗过敏性鼻炎易感冒者。

④ 黄芪、防风、党参、桂枝、羌活、川芎各10克煎汤，加蜂蜜适量当茶饮，治疗气虚受风寒所致的过敏性鼻炎。

⑤ 饮食宜忌。本病发作常与接触过敏源有关，应避免进食可能引起过敏的食物，如鱼虾等。多食瓜果蔬菜，通常以绿叶蔬菜和富含纤维素的水果为宜。

九、日常护理与预后

① 避免颈部的过激活动，以免造成颈部损伤。

② 改变不良睡眠习惯。睡眠时不宜用高枕、硬枕或无枕睡眠，枕头要松软，高度以自己握拳竖放的高度为宜。

③ 注意颈部保暖，避免感受风寒湿等外邪的侵袭。

④ 对于颈部的轻微外伤亦不容忽视，应及早发现、及早治疗，以免遗留后患。

⑤ 尽量远离特异过敏原，再治疗时尤其如此，以减少复发。

⑥ 每晚睡前和早上起床前各进行一次自我按摩。首先双手相互擦热，上下摩擦腰骶部两肾及命门部200次，再以双手拇指掌侧摩擦鼻翼旁的双侧迎香穴约2分钟，使局部有发热感。长期坚持，便逐渐看到效果。

第三节　颈性咽部异物感

咽部异物感是指患者自觉咽中如物梗塞不适，吞之不下，吐之不出，对饮食并无影响，是咽部感觉和运动功能紊乱的一种症状。凡咽部及邻近组织的病损或有关咽部神经受各种病因的刺激均可诱发。与颈椎病有关的咽部异物感多由于颈椎骨关节或周围软组织的病损引起。

一、病因病理

1. 病因

①外伤;②慢性劳损;③颈椎椎体及椎间盘退行性病变;④精神和情绪影响;⑤其他局部或全身因素。

2. 病理

由于颈椎的结构特点与咽部有着紧密的解剖关系,咽部的一些疾患与颈椎的病损密切相关。颈椎的病损一旦刺激和压迫支配咽部肌肉和黏膜腺体的神经,或直接刺激和压迫咽部组织,就会导致咽部的病损而产生症状。

① 颈椎椎体向前滑脱或巨大骨赘形成,可直接压迫和刺激咽部组织出现症状。

② 颈椎椎体偏歪压迫交感神经,影响咽肌的张力和黏膜腺体的分泌而产生症状。

③ 颈椎骨关节和软组织的创伤性炎症,反射性引起颈肌的保护痉挛,牵引和压迫咽部而出现症状。

④ 颈椎的病损炎症刺激压迫颈交感神经和椎动脉,引起椎—基底动脉系统供血不足,后颅窝血循环障碍,致舌咽神经和迷走神经支配的自主神经功能失调,腺体分泌紊乱,出现咽部异物感。

二、临床表现

① 患者自诉咽部异物感部位在口咽和胸骨上窝之间,以咽喉部较多,咽部感到不适或有异物梗塞其间,咽之不下,咳之不出,或有蚁行、灼热、干燥瘙痒、紧束、闷塞、狭窄等感觉,咽部极敏感,每日刷牙含漱时易引起恶心、进食煎炸食物或烟酒刺激后症状加剧,但极少有疼痛性吞咽困难症状。

② 在心情不好时,往往加重,患者每因上述症状反映不愈,疑虑甚重,精神紧张,因而出现心烦易怒,食少纳呆,呃逆等现象。

三、诊断要点

① 多见于中青年和女性患者,有长时间低头伏案工作史,或从事头部活动较频繁的工作或有头颈部外伤史。

② 原因不明或咽部检查无明显阳性发现、非进行性、反复发作、可自行缓解的咽部异物感,颈椎触诊发现颈肌紧张、压痛者。

③ 颈椎触诊：颈肌紧张，颈 4～6 横突不对称，棘突偏歪，关节突隆起、压痛。中、后斜角肌有硬结、紧张、压痛，颈部侧屈受限，前屈时背痛而转运时多无妨碍。

④ X 线检查：正位片可见，钩椎关节增生、变尖，或两侧间隙宽窄不等；侧位片可见颈曲消失或后凸反张，椎体呈双边征，局部椎间隙变窄。少数见颈椎中下段有巨大骨赘形成或项韧带钙化等。

⑤ 鼻咽部和食管检查排除器质性、感染性或占位性病变。

四、鉴别诊断

1. 慢性咽炎

咽部不适、发干、异物感或轻微疼痛，或有咽部刺痒、干咳或痰黏着感。咽部分泌物增多、黏稠，常有清嗓动作，吐白色黏痰，重者可引起恶心、呕吐。

2. 咽部异物

患者一般咽部有不消化异物，咽下痛，刺痛或吞咽困难，吞咽时疼痛明显；如有大块异物梗塞于下咽部，常可见呼吸困难、呛咳、呕吐等症状，严重者可出现发绀、窒息。通过喉镜和 X 线检查可查明异物及其位置。

3. 咽喉及食管肿瘤

早期可有咽部异物感，部位不固定，随着病情进行加重，异物感固定，并可出现进行性吞咽困难等症，定期咽喉部检查或 X 线检查多能发现肿物。

五、辨证分型及药物治疗

1. 肝郁气滞型

症状：咽喉异物感，咽喉有痰黏附或发丝束喉感，哽咽不适，时轻时重。兼情志不遂，精神抑郁，胸胁脘腹胀满或烦燥易怒，夜寐不安，头晕耳鸣，脉弦。

治法：疏肝理气，散结解郁。

方药：消遥散加减。

2. 痰气互结型

症状：咽部异物感，自觉喉间多痰，咯吐不利，时轻时重，或见咳嗽痰白，肢倦纳呆，脘腹胀满，嗳气，舌淡，苔白腻，脉弦滑。

治法：行气导滞，散结除痰。

方药：半夏厚朴汤加减。

3. 气滞血瘀型

症状：咽部异物感，喉中如有梅核，咽不下吐不出，每因情志不舒加重。兼见胸胁胀痛或刺痛，烦躁易怒，夜寐不安，舌质黯红，苔薄白，脉弦涩。

治法:行气活血祛瘀。

方药:柴胡疏肝散加减。

4. 肝肾亏虚型

症状:咽部异物感,每遇劳累而加重,伴腰膝酸软,头晕颈痛,面色白,舌质淡,脉细弱。

治法:补肝益肾,舒筋活络。

方药:一贯煎加减。

六、手法治疗

1. 理筋手法

用手掌或手指指腹于颈后侧进行揉按推拿,然后对局部肌肉、肌腱进行捏拿,形如拿物,反复多次,后用分筋、理筋手法放松痉挛的肌肉,改善局部血液循环。

2. 揉按拨络法

选择阿是穴或颈项风池、风府及扶突等穴,用拇指指腹部进行深部揉按,由轻到重,以局部酸胀为度。

3. 复位法

对于两侧钩椎关节不对称者,用颈椎单人旋转复位法;中颈段两侧钩椎关节不对称者,用角度复位法;下颈段两侧钩椎关节不对称者,用侧旋提推法。

七、针灸治疗

取穴:风池、大椎、天柱、肩井、天宗、列缺,针用泻法。

八、食疗选方与饮食宜忌

① 胖大海 12 克,菊花 6 克,沸水冲泡,加盖片刻后饮。治咽部异物感伴口干口苦。

② 麦门冬 12 克,生地 15 克煎汁去渣;新鲜藕 150 克,西瓜 100 克,甘蔗 100 克,榨汁,加往上述汁中饮用。治吞咽干痛,进食困难。

③ 新鲜黄瓜 100 克,雪梨 100 克,杨桃 100 克,切块榨汁饮用治吞咽困难烦渴。

④ 饮食宜忌。咽部异物感常与情志有关,故切勿谈不愉快之事及饮闷酒。消除“恐癌”心理,切勿乱服所谓“消癌”食物。多食些安神定惊的食物,如猴菇菌、莲子、鲜百合、酸枣仁、牛奶等。慎食热性食物,如羊、牛、鹿肉等。

九、日常护理与预后

避免长时间低头及注意保暖；做好颈肩锻炼是预防以及防止本病复发的重要方法，具体步骤如下：

1. 耸肩运动

坐位，将双肩向上耸起，并逐渐向后、向下，再向前旋转，共旋转 4～5 次。要求达到最大的活动范围，然后反方向同样方法旋转 4～5 次。

2. 手臂转圈运动

坐位，双臂向两侧平伸，手臂沿着小圆圈旋转，向前、向后各重复 4～5 次。

3. 扩胸运动

坐位双手交叉放在枕颈部，手臂尽量向外伸展，直到胸肌完全伸展开为止，以上动作重复 8～10 次。

4. 颈部旋转运动

坐位，慢慢地让头部低垂到胸前，然后再做垂向左边及垂向右边的动作，接下来尽量把下巴抬高，再把头转到左边，最后把头转向右边。重复 4～5 次。

5. 上背伸展运动

坐位，两手分别搭在同侧肩上，逐渐向左侧转腰，一直转到最大限度为止，还原；再向右侧同样方法转腰。左右交替，各重复 4～5 次。

6. 侧方伸展运动

坐位，双臂上举伸直，双手十指在头上交叉，慢慢地向左侧弯腰，弯到最大限度，还原；然后再向右侧同样方法弯腰。左右交替，各重复 4～5 次。

7. 肩部伸展运动

坐位，右手从右肩向后向下，左手从左胁部向后向上，同时伸到背部相会，并尽可能使两手手指扣住，还原；再进行左手在上面，右手在下面的同样动作。左右交替 ，各重复 4～5 次。

8. 拥抱运动

坐位，双臂在胸前交叉，让手指摸到对侧肩膀，用力给自己一个拥抱。重复 8～10 次。

第四节　颈性颞下颌关节紊乱症

颞下颌关节紊乱症是口腔科常见疾病。常发生于一侧，亦可累及两侧。本病病因复杂，一般认为与以下因素有关：一是关节周围肌肉过度兴奋或过度抑制；二是颞颌关系紊乱，反射性地引起颞颌关节周围肌群痉挛；三是关节先天畸型；四是创伤和寒冷刺激；五是上段颈椎错位。

一、病因病理

由于外伤、劳损、退变、炎症等因素可使环枕、环枢关节、颈 2、3 错位。错位后颈枕部软组织病变所产生的机械性压迫和无菌性炎症的化学刺激，使分布于上颈段的颈上交感神经节受影响。三叉神经主核位于脑桥水平，其向下延伸的部位为三叉神经脊髓核，由嘴侧核、中极核和尾状核组成，它既接受颈 1～3 传入神经纤维，同时又接受三叉神经脊髓束的神经纤维，这是颈—头神经反射的结构基础。颈椎错位后，通过神经反射，使三叉神经中的下颌神经咀嚼肌支的功能受影响，令其支配的颞肌、咬肌、翼内肌、翼外肌功能亢进和痉挛，导致颞颌关节的早期功能紊乱，中期的结构紊乱，甚至发展到后期的关节器质性破坏。在颞颌关节紊乱症的早、中期整复颈椎错位，可消除下颌神经咀嚼肌支所受刺激之病因，而颞颌部按摩又能缓解咀嚼肌群的痉挛，标本兼治，相得益彰。对于病程长，出现关节器质性破坏，以及面磨损、缺牙、阴生齿者，应用手法复位治疗见效不大甚至是无效。由此可见，颈椎错位是颞颌关节紊乱症不容忽视的病因之一，而用手法纠正颈椎错位则是治疗早、中期颞颌关节紊乱症的有效方法。

二、临床表现

1. 张口受限

正常成年人的张口度约在 3.7 厘米，张口时呈垂直下降，由于病侧咀嚼肌群中某一肌的炎性痉挛，致使该侧髁状突活动受限，从而使降颌运动发生障碍，张口受限或张口时呈偏斜或 S 形运动，此症状有时清晨严重，关节经适当活动后可改善，但随着关节运动的增加又可加重。关节盘移位或破裂穿孔时可直接阻碍髁状突的滑动，出现关节绞锁症状，但张口受限症状从不达到牙关紧闭程度，也未见有颞下颌关节强直发生。

2. 疼痛

颞下颌关节紊乱综合征的疼痛程度物占是与关节活动幅度和力度成正比，关节在静止状态时疼痛几乎消失，但少数也有自发痛的。疼痛为钝性，虽影响咀嚼，但不会因而中止进食，此点与三叉神经痛不同。疼痛可放射至耳部及一侧颞区、头部，因此病人可主诉头痛。

3. 颞下颌关节弹响或杂音

由于关节盘移位、破坏、穿孔，病人在张口动作时本人和他人可听到弹响声，轻者本人可听到关节摩擦音。

某些病人尚有患侧面颊区无痛性轻度水肿，耳症状、眼症状等。

三、诊断要点

① 颞下颌关节表现有开口活动障碍，自然开口度小于2.5厘米，咀嚼时关节疼痛，关节区弹响或杂音。

② 伴有枕项部疼痛，头痛、失眠、耳鸣、前额或顶部痛、偏头痛、耳区痛等。

③ 触诊：颈椎1～3横突不对称，颈椎2、3棘突偏歪，棘旁压痛，颈部左右旋转受限；耳屏前髁状突压痛，关节运动时两髁状突活动不一致，用手指作外耳道前壁触诊时感觉尤明显，降颌过程中产生下颌偏斜或S形运动。

④ X线检查：开口位片环椎双侧的侧块不对称，环齿侧间隙及环、枢关节间隙左右不对称。

四、鉴别诊断(略)

五、辨证分型及药物治疗(略)

六、手法治疗

手法松弛颈部软组织，按摩局部。

(1) 按压法

医者用拇指或中指按压下关、颊车、合谷、风池穴各1分钟，按压时力量由轻到重，逐渐增加，以患者有酸、麻、胀和压迫感为度。

(2) 摩揉法

用拇指或鱼际摩患者面部痛点3～5分钟，以患侧面部发热舒适为度。

(3) 摇转推拉法

此法为综合手法，是治疗的重点手法。患者取坐位，医者站于患者后面，一手掌压在患者前额处，使患者枕部靠在医者前胸，固定头部；另一手掌心托住患者下颌，顺时针方向摇转关节20～30遍，摇转的范围由小到大，力量由轻到重，摇转过程中乘患者不注意施以推拉法。再用同样手法呈相反方向摇转20～30遍，多可听到“咕噜”响声，患者即感到疼痛明显减轻。检查张口功能有显著提高。

如有上颈段错位，可以采用旋转复位法治疗，具体手法参照上节。

七、针刺治疗

取穴:下关、合谷、颧髎、太阳、合谷。

针用泻法可以用温针灸。

八、食疗选方与饮食宜忌

① 柳枝 10 克研细末,加红茶叶适量,泡茶饮用。或槐枝 100 克切碎,加糯米 600 克,酒曲 35 克,常法酿酒,每日饮 2 小杯。治风湿型颞下颌关节紊乱征。

② 羊肉 100 克,栗子 20 克,枸杞子 15 克,巴戟 10 克,生姜 5 克。将羊肉洗净切块与配料一同炖熟服。治脾肾虚型颞下颌关节紊乱症。

③ 饮食宜忌。少吃生冷及硬性食物,多吃富有营养及易于消化吸收的食物。

九、日常护理与预后

颞下颌关节紊乱的病因与上段颈椎错位有密切联系。而引起上段颈椎错位的原因又以慢性劳损为多,如不少病者起病前有学习过分紧张、工作负担重等。长时间伏案工作,往往会导致上段颈肌劳损,不少人有托腮看书习惯,在颈前屈时单手托下颌,会使环枕、环枢关节产生前伸及侧方剪力,日久易使这两关节劳损,肌力平衡失调而错位。此外,枕头高度不合适亦容易导致上述的改变。故要纠正不良姿势和进行颈背肌锻炼。

第十章　循环系统疾病

第一节　颈性血压异常

与脊柱相关的血压异常，多发生于颈椎病。据资料记载，血压异常的发病率约占颈椎病的6%，高血压是低血压的10倍，多发生在中老年，其次是青年。初步认为是颈椎外伤、劳损、感受风寒湿邪、退变等原因，使颈椎间组织失稳或错位，使组织松弛、痉挛、结疤粘连或产生无菌性炎症，而这些改变将直接或间接刺激颈交感神经、椎动脉而引起脑内缺血、血管舒缩、中枢功能紊乱，最后导致中枢性血压异常。

一、病因病理

颈上交感神经节附于颈1～3或颈2～4横突前方，当颈1～4关节错位使横突发生移位，使交感神经兴奋性增高时，心跳加快，冠状动脉舒张，可导致血压升高。相反，由于交感神经兴奋性降低，血流障碍，使脑缺血，影响到丘脑下部的前部舒血管中枢与延髓内侧的减压区时，可致血压下降。颈动脉窦位于颈6横突前方，当颈4～6错位时，可因横突前方的肌肉紧张，或横突骨性移位的直接刺激、或因钩椎关节错位，引起斜角肌及筋膜紧张而牵扯刺激颈动脉窦，使血压突然升高或降低。患者多伴有头晕、颈痛、肩部沉重。如伴有颈胸椎多关节错位时，则有胸闷气短或心律不齐。

二、临床表现

1. 颈部症状

颈部疼痛或仅有轻微酸胀感或冷热异常感，活动时常闻及局部摩擦音。

2. 伴随症状

患者常有眼矇眼胀、眼易疲劳、不能长时间看书报、眼干涩、视力减退；或出现假性近视、复视、流泪、畏光；或有发热感、皮肤发红、排汗异常，面部交替性苍白或发赤，有时出现长时期的低热，或肢体发凉、怕冷、麻木；或有说话乏力、声音低下，或声音嘶哑、有时失语，常有咽部异物感；或有心慌心跳、心律失常、心动过速或过缓，有时胸闷、胸前区胀痛、胃肠蠕动增加或嗳气等。中后期多伴有眩晕、头痛、耳鸣，甚者出现顽固性失眠、多梦、记忆力减退、抑郁或焦虑，严重者出现偏瘫等。

三、诊断要点

1. 血压异常

早期血压多呈波动，发作期常与颈部劳累损伤等因素有关，血压波动一般经 2～3 周后缓解；中后期呈持续性高血压或低血压。

2. 颈痛

有颈痛及自主神经功能紊乱表现。

3. 非其他病型高血压

排除内科其他器质性疾病所致的高血压，并按原发性高血压治疗效果不明显。

4. 触诊检查

颈 1～6 横突不对称，颈 2～6 棘突偏歪，压痛，颈部活动受限。斜角肌紧张，在锁骨上窝轻轻触摸，会发现斜角肌痉挛形成细索状硬结，沿此索状肌腱向上摸到止点，即是错位的钩椎关节前方。该处压痛明显，横突轻微隆起，一般多发生在颈 4、颈 5 之间。

5. X 线检查

正位片见颈 3～6 棘突偏离中线，钩椎关节左右不对称或增生。侧位片显示颈曲变直、反张，颈椎后缘连线中断。斜位片见椎间孔变形缩小。

四、鉴别诊断

1. 原发性高血压

原因不明；常有遗传性；降压药物有一定效果；无颈部症状与体征；发作与颈部症状无明显关系。

2. 肾性高血压

青年多见；常有肾脏病史，尿检查异常；症状较少，肢体湿冷；无颈部症状与体征。

五、辨证分型及药物治疗

1. 痰热瘀阻型

症状：多为早期颈部不舒，血压波动，眼朦，眼胀，胸闷，上午重下午轻，食欲不振等，舌质淡或红，苔薄白，脉弦或涩。

治法：行气活血，清热化痰。

方药：四逆散加瓜蒌、郁金、七叶莲、丹参、赤芍等。

2. 肝阳上亢型

症状：颈部胀痛或困重，血压持续偏高，头痛，头晕，头胀，烦热，目赤，口苦咽干，尿黄，大便秘结，舌质红，苔黄而干，脉弦数有力。

治法：清热平肝。

方药：龙胆泻肝汤加减。

3. 阴虚阳亢型

症状：颈部疼痛或灼热感，血压偏高，头晕眼花，头重脚轻，耳鸣，烦燥易怒，口干，尿黄而少，舌质红，苔薄白或薄黄，脉细弦。

治法：育阴潜阳。

方药：天麻钩藤饮加减。

4. 阴阳两虚型

症状：颈易累，血压偏低，少气懒言，心悸，口干，畏寒，肢冷，舌质淡，苔少或无苔，脉细弱。

治法：滋阴补阳。

方药：右归丸加减。

六、手法治疗

先放松颈肩部软组织，点按风池、天柱、头维、率谷、百会、四神聪、印堂、足三里、血海、曲池穴，然后采用下列复位手法之一。

1. 对顶法

以左侧颈部钩椎关节错位为例。先触诊左侧锁骨上窝，食指平按在锁骨上方处，摸及斜角肌呈索状硬结，沿此肌索状物上行达第 5 颈椎横突前止，多有压痛，此为钩椎关节前错位处。病人坐在靠背椅上，术者立其左前方，以右拇指轻按在横突前压痛隆起处，用左手掌扶病人头部嘱其将头侧屈，紧贴在术者右手背上，病人双上肢垂直于身旁，术者令病人将左上肢做耸肩，与头同时用力做挟压术者右拇指动作。术者双手同时用力，左手按其头部不让其抬起，右拇指用力将其颈椎横突顶压向后右方向，瞬间完成手法。

2. 旋转复位手法

适用于颈椎有轻度错位的患者，包括以下手法：

①单人旋转复位法：多用于上颈部。以 C_1 横突偏左为例，患者取矮端坐位颈部前屈 35°，右偏 35°，左侧旋转 45°，医者站于患者后侧。右手拇指固定其偏移的横突，余 4 指置于患者左侧头枕部或颞部，左手扶持右面部，在左手向左上方旋转的瞬间，右手拇指将横突轻推向患者右侧，常可听以"咯"的一声，拇指下有轻度移动感，触之平复或改善，手法告毕。

②角度复位法：该法用于中颈段。以 C_4 棘突偏左为例，患者取矮端坐位，医者站于患者后侧，右手拇指固定偏移的棘突，左手拇指与余 4 指相对置于下颈部，使略前屈，且以 C_4 为中心右侧屈 30°，同时用力向上方旋转，右手拇指稍用力向右下推按，常听到"咯"的一声，拇指下有轻度移动感，触之平复或改善，手法告毕。

③侧旋提推法：多用于下颈段。以 C_6 棘突偏左为例，患者取矮端坐位，颈部稍前屈，医者站于患者后侧。左手拇指固定左偏的 C_6 棘突，右手扶持患者下颈部，使头转向右侧 45°，在向上轻轻提牵的同时，左手拇指迅速用力向右轻推，常听到"咯"的一声，拇指下有轻度移动感，触之平复或改善，手法告毕。

④抱头胸顶法：多于用上胸段，颈椎关节的偏歪，常常会导致胸椎上段的小关节紊乱，必须给予纠正。方法：患者取矮端坐位，双手抱后枕下视，医者站于患者后侧，半蹲位，左手绕过患者左肩前向上抱住后枕部，右手绕过患者右肩前向上抱住后枕部，然后双手用力通过患者双肩前部向后拉，同时，医者用胸部向前顶住患者的胸背部，常听到"咯"的一声或几声，手法告毕。

七、针刺治疗

处方：百会、曲池、太冲、太溪。

随证配穴：头晕甚者配风池，耳鸣配翳风，心悸失眠配神门。

百会、曲池、太冲针用泻法，太溪用补法，每日 1 次，每次留针 30 分，10 次为一疗程。

八、食疗选方与饮食宜忌

① 夏枯草 15 克，芹菜 100 克，香蕉皮 30 克，决明子 15 克，鲜荷叶 15 克，水煎服。治肝阳上亢型高血压。

② 龟 1 只，洗净切块，鲜玉米须 100 克，天麻 6 克，生姜 5 克，葱 5 克，鸡清汤800 毫升，料酒 5 克，同放砂锅中。先用大火烧开，再转小火炖至龟肉烂，加盐服食。治阴虚阳亢型高血压。

③ 蚝豉 60 克，瘦猪肉 60 克，皮蛋 1 只，大米 50 克，煮粥服，治阴阳两虚型高血压。

④ 玉米须 100 克，芹菜 60 克，田七 6 克，海带 40 克，洗净切成细丝，同煮汤饮。治痰热瘀阻型高血压。

⑤ 饮食宜忌。饮食要有节制，以清淡为主。限制钠盐摄入，每天控制在 2～5 克。尽量少吃腌熏食品，如咸肉、咸鱼、咸菜。多吃含钾量较高的食物，如菠菜、紫菜、蘑菇、木耳、海带，以及香蕉、梅、杏、甘桔等水果。补充多种维生素，尤其以 B 族维生素和维生素 C。喝茶以绿茶为宜，不宜饮烈性酒。

九、日常护理与预后

由于血压异常与颈椎病有关，故预防颈椎病的发生是预防本病的关键。颈椎病练功的方法很简单，要取得效果的关键是贵在坚持，要有恒心、毅力。每天练功 1～2 次，每次 10 分钟。

1. 左右转项

取站立位，头颈轮流向左、右旋转。动作宜缓，幅度要大，当转到最大限度时，再稍稍转回少许，接着使颈转动超过原来幅度，两侧转 8～12 次。

2. 抬头看天

取站立位，双手叉腰，抬头看天，并逐次加大幅度，双眼尽量向上后方看天，抬头 8～12 次。

3. 头手前后对抗

取站立位，双手交叉置于后枕，头颈用力后伸，而两手用劲向前推，坚持一下再放松还原，做 6～8 次。

4. 头手左右对抗

取站立位，双手交叉置于后枕，两前臂夹紧头两侧颞部。头颈用力左侧屈，左前臂使劲向右推，坚持片刻再放松。然后再把头颈右侧屈，右前臂使劲向左推，坚持片刻再放松，反复做 6～8 次。

5. 双肩环转

双侧上肢同时向前旋转 8 次，向后旋转 8 次。

6. 揉拿颈部

用左右手交替揉按及拿捏颈肩部肌肉。

7. 轻拍肩背

用五指并拢成空心掌，轻拍肩背，左手拍右肩，右手拍左肩 1～2 分钟。

第二节 颈性类冠心病

冠状动脉粥样硬化性心脏病简称冠心病，是指冠状动脉粥样硬化导致心肌缺血、缺氧而引起的心脏病。由于冠状动脉粥样硬化部位、病变程度不同可分为心绞痛、心肌梗死、心力衰竭、心律失常、心脏骤停。颈椎病引起的酷似冠心病的胸闷、心前区刺痛、心律失常等病症，并可伴有心电图的异常改变，当颈椎病相关错位纠正之后，这些症状随之缓解。

一、病因病理

从生理解剖认识，右侧交感神经纤维大部分终止于窦房结，左侧纤维大部分终止于房室结或房室束，交感神经节前为平常压使其功能低下，副交感神经相对兴奋，冠状动脉痉挛，可引起心绞痛发作。因急慢性损伤或椎间盘变性使颈椎错位或胸 1～5 椎间关节错位时，可因椎间孔变形缩小而直接压迫或刺激交感神经节前纤维，使其兴奋性增高，从而使血管的舒缩功能发生平衡失调，心脏的冠状动脉的管腔由于血管平滑肌收缩、痉挛而狭窄，造成供血不足、缺血、缺氧，引起心前区绞痛，甚至心律紊乱。

二、临床表现

① 心跳、头晕、有心前区突然跳动或心跳似乎暂停的感觉，心前区不适，全身乏力。可伴有失眠、多梦、多汗、心慌、视力模糊、烦躁易怒、气促、胸闷、心动过速、心动过缓等。

② 颈背肩痛，头痛头胀，颈部活动受限。颈椎性心绞痛的特点是先在颈、肩、肩胛部痛，后表现为胸部痛，多在夜里或晨起缓慢起病，多为长时间的刺痛、灼痛或胀痛，疼痛与颈、肩活动有关，痛时血压多升高，发作时可有恐惧感，可有传统性颈椎病的其他症状、肢体感觉障碍与肌肉萎缩等，心电图多正常，或有缺血性改变者做运动试验后反而好转，硝酸甘油治疗无效，而手法或牵引治疗多有效。

三、诊断要点

有前文所述的临床表现。

1. 触诊检查

颈椎横突不对称,颈椎及胸1～5椎棘突偏歪、压痛。背肌紧张,在棘突间有摩擦音或筋络滚动感为棘上韧带剥离的表现。胸1～5椎旁一侧或双侧压痛,急性期压痛明显,慢性期压痛较轻。

2. X线检查

颈2～7或胸1～5棘突偏歪,钩椎关节增生,钩椎关节间隙左右不对称,颈椎椎间孔变形缩小。

3. 心脏检查

心脏听诊有心律失常,但无病理性杂音。心电图可发现心律失常图形而无器质性改变图形。脑血流图可发现血管紧张度增高。

四、鉴别诊断

1. 冠心病

冠心病有心绞痛等典型症状表现,且血脂一般均较正常人为高,眼底检查可发现眼底有动脉硬化表现,舌下含服硝酸甘油片1～2分钟开始起作用,而类冠心病的患者疼痛症状不典型,为阵发性胸闷、胸前区压迫感或疼痛,程度一般较轻,活动后可自行缓解。冠心病常见诱发因素为烟酒过度、劳累、情绪激动。而类冠心病的诱发因素常与姿势改变有关,如伏案工作过久、高枕睡眠起床时或突然扭头、甩头所致。

2. 心包炎

疼痛持续时间长,可在深吸气、扭动身躯或咳嗽时加重。心肺听诊可闻及心包摩擦音。

3. 胸肌劳损、肋软骨炎

均可有胸痛症状,但这些病有局部压痛、痛处固定、范围明确,且疼痛常常与某些姿势及动作有关。

4. 心血管神经官能症

具有一般神经官能症的症状,主要由于工作、生活压力大、精神紧张所致的精神创伤。理化检查无阳性反应。

五、辨证分型及药物治疗

1. 心血瘀阻型

症状:胸部刺痛,固定不移,入夜更甚,时或心悸不宁,舌质紫暗,脉象沉涩。

治法:活血化瘀,通络止痛。

方药:血府逐瘀汤加减。

2. 痰浊壅塞型

症状：胸闷如窒而痛，或痛引肩背，气短喘促，肢体沉重，形体肥胖，痰多，苔浊腻，脉滑。

治法：通阳泄浊，豁痰开结。

方药：栝蒌薤白半夏汤加味。

3. 阴寒凝滞型

症状：胸痛彻背，感寒痛甚，胸闷气短，心悸，重则喘息，不能平卧，面色苍白，四肢厥冷，舌苔白，脉沉细。

治法：辛温通阳，开痹散寒。

方药：栝蒌薤白白酒汤加枳实、桂枝、附子、丹参、檀香。

4. 心肾阳虚型

症状：胸闷且痛，心悸盗汗，心烦不寐，腰酸膝软，耳鸣，头晕，舌红或有紫斑，脉细数或见细涩。

治法：滋阴益肾，养心安神。

方药：左归饮加减。

5. 气阴两虚型

症状：胸闷隐痛，时作时止，心悸气短，倦怠懒言，面色少华，头晕目眩，遇劳则甚，舌偏红或有齿印，脉细弱无力，或结代。

治法：益气养阴，活血通络。

方药：生脉散合人参营养汤加减。

6. 阳气虚衰型

症状：胸闷气短，甚则胸痛彻背，心悸，汗出，畏寒，肢冷，腰痠，乏力，面色苍白，唇甲淡白或青紫，舌淡白或紫暗，脉沉细或沉微欲绝。

治法：益气温阳，活血通络。

方药：参附汤合右归饮加减。

六、手法治疗

复位手法参照第一章第一节，除了复位手法外，尚可应用下列手法。

① 压天鼎、缺盆穴。

② 术者拇指按压缺盆穴后，向外上方移约 0.5 厘米，力量是向下向后，再按压半分钟。

③ 术者两手拇指沿两侧颈后肌向下滑行至第 7 颈椎棘突下的大椎穴处，两拇指指端相对，用力横向按压，患者头部同时向后仰，按压半分钟。然后在两侧肩上部由颈根部至肩井穴处分 3 点按压。

④ 按压附分、魄户、膏肓、神堂。

⑤ 术者左前臂屈肘，自后侧插于患者右腋下，右手持患腕略向下压。术者用左手用力向上向外提肩牵引 1 分钟。

⑥ 按压极泉、曲池、小海穴。

⑦ 术者左手四指置于患者右肩上，拇指顶住肱骨颈后侧。右手持腕向前外侧拔伸，同时左手拇指顶住肱骨颈后侧向前顶送。患肢再向后伸，反复数次。然后以患肩为中心，右手持腕先做顺时针方向旋转，再做逆时针方向旋转，反复数次。最后，再持腕用力向前拔伸上肢 4～5 次。

⑧ 术者两手拇指放于颈后肌两侧，两指横向，由上而下滑行，两拇指对挤 3 次。

⑨ 术者两手拇指放于第 7 颈椎棘突下两侧，先向中线推挤，再滑向上，转而向下，用力按压半分钟。起手时向上压挑，并向外旋转放松。

⑩ 术者在患者背侧，两前臂尺侧置于患者两肩上。用两手掌托住两侧下颌用力向上拔伸头部。拔伸时头稍向前倾。拔伸 1 分钟逐次放松，拇指在原处向外旋转。然后两拇指在颈后肌两侧向中线对挤并向下滑行，对挤至第 7 颈椎平面为止，反复 2～3 次。

⑪ 嘱患者用两手用力扒住板凳。术者仍依原姿势抱住头部两侧，拇指置于耳后，向前上方牵引颈椎。半分钟后在牵引下，将头先向健侧徐徐旋转至 45°，再徐徐转向患侧 45°，然后再转回中立位。在轻度牵引下将头前屈、后伸，继而在稍前屈位，将头再做左右旋转各 1 次，不过其旋转速度可稍快一些。最后全部放松，恢复原位。

⑫ 术者立于健侧后外方，左手扶于头顶，右手扶住患侧肩顶部，两手向相反方向分离，以牵拉其右侧颈部。同法施于左侧。

⑬ 术者两拇指在颈后肌两侧向中线对挤，并向下滑行，对挤至第 7 颈椎平面为止，反复 2～3 次。

⑭ 术者两拇指放于第 1 胸椎棘突两侧旁开各 1 厘米处，两拇指向中线挤压，挤压至中线时，拇指向上向外旋转。向下滑行，对挤至第 12 胸椎平面为止。反复 2～3 次。

⑮ 术者两手分别搭于两肩根部，拇指在肩后侧，余指在肩前侧，用力抓捏两肩肌肉，并向外侧处滑行抓捏至肩峰为止，反复 3～4 次。

七、针刺治疗

取穴：内关、郄门、巨阙、膻中、通里。

气滞血瘀者加太冲、隔俞行气活血化瘀；呼吸急促者加天突、孔最理气止痛。

背部腧穴注意针刺的方向、角度和深度。一般用泻法，体虚者用补法，可重用灸法以温通经络。发作期每日治疗 2 次，间歇期可 2 日治疗 1 次。

八、食疗选方与饮食宜忌

① 红花 6 克，山楂 10 克，羊心 1 个，加清水适量，放炖盅内隔水炖熟，食盐调味食用。治心血瘀阻型类冠心病。

② 枯蒌 12 克，薤白 6 克，猪心 1 个，加水及米酒适量，放炖盅内隔水炖熟服。治阴寒凝滞型类冠心病。

④ 红参 6 克，猪心 1 个，加清水适量，放炖盅内隔水炖熟，食盐调味食用。治阳气虚衰型类冠心病。

④ 饮食宜忌。宜清淡饮食，且味宜淡，如海带、紫菜、海藻、豆芽等豆制品、绿叶蔬菜、瘦肉、植物油、山楂等。忌食肥甘厚味及刺激性强的食物，如动物肾脏、牛脑、猪脑、甲壳类动物及酒。同时应少饮茶、咖啡。

九、日常护理与预后

嘱患者做轻微和缓慢的前俯、后仰、侧弯、旋转等功能锻炼，以疏通筋骨、流畅气血。不宜剧烈活动，较强烈应在完全康复后再予以考虑。

第十一章　消化系统疾病

第一节　颈 性 呃 逆

呃逆是气逆上冲，喉间呃呃连声，声短而频，不能自制的一种症状。除胃部疾病外，肠、腹膜、纵隔、食道的疾病引起的膈肌痉挛也可发生呃逆。此外，颈椎的钩椎关节错位也会导致呃逆。

一、病因病理

膈神经由颈 3～5 脊神经前支组成，是混合性神经。膈神经在前斜角肌前面自上外向下内斜行，经锁骨下动、静脉之间入胸腔，向下过肺根前方，在心包与纵隔胸膜之间降入膈肌，以其运动纤维支配膈肌，感觉纤维分布经膈肌的下腔静脉孔在膈下与交感神经的分支结合成丛，故由于颈椎的外伤，退行性改变，慢性劳损，使颈 3、4、5 的钩椎关节侧摆式错位，导致膈神经受压迫或刺激，引起膈肌痉挛，于是引起连续不断地呃逆。

二、临床表现

① 呃逆接连不断，伴有呼吸短促、胸闷、肩颈部和胸膜放射性疼痛。

② 可伴有自主神经功能紊乱的表现。

③ 有颈痛或颈部活动受限。

三、诊断要点

有前文所述临床表现。颈肩部不适、酸胀疼痛，局部软组织压痛、肌紧张。颈椎活动受限，颈 3～5 棘突或椎旁压痛、叩击痛，可触及棘突偏歪，项韧带钙化等；胸椎棘突或椎旁压痛、叩击痛，棘突偏歪、后突，活动受限。

1. X线检查

颈源性呃逆，可见颈椎曲度改变，颈椎侧弯，椎间、钩椎关节不对称，钩椎变尖，相应的椎间隙狭窄，骨质增生，项韧带钙化等；胸源性呃逆，可见胸椎体侧缘密度增高，骨质增生，韧带钙化，脊柱代偿性侧弯或后凸。

2. CT或MRI检查

排除颈椎肿瘤、脊髓空洞症等其他脊髓性疾病。

四、鉴别诊断

1. 中枢性呃逆

中枢性呃逆多见于神经性脑部病变，如脑炎、脑积水、脑肿瘤、脑膜炎以及脑血管意外。这些病变波及延髓，出现频繁呃逆，预示病情有恶化征兆。此外，还有心因性和中毒性呃逆。心因性常见于癔症患者，多由不良精神刺激或不良暗示所致。患者多具有易受暗示、好感情用事的特点。中毒性呃逆可见于尿毒症、急慢性乙醇中毒以及全身感染伴有显著毒血症者，如伤寒、中毒性痢疾等。

2. 肿瘤性呃逆

颈4肿瘤时，可侵犯膈神经引起膈神经麻痹，出现呼吸困难或呃逆。

五、辨证分型及药物治疗

1. 胃中寒冷型

症状：呃声沉缓有力，膈间及胃脘不舒，得热则减，得寒愈甚，食欲减少，口中和而不渴，舌苔白润，脉象迟缓。

治法：温中祛寒止呃。

方药：丁香散为主方。

2. 胃火上逆型

症状：呃声洪亮，冲逆而出，口臭烦渴，喜冷饮，小便短赤，大便秘结，舌苔黄，脉象滑数。

治法：清降泄热止呃。

方药：用竹叶石膏汤加柿蒂、竹茹以清火降逆。

3. 气机郁滞型

症状：呃逆连声，常因情志不畅而诱发或加重，伴有胸闷，纳减，脘胁胀闷，肠鸣矢气，舌苔薄白，脉象弦。

治法：顺气降逆。

方药：五磨饮子加减。

4. 脾胃阳虚型

症状：呃声低弱无力，气不得续，面色苍白，手足不温，食少困倦，舌淡苔白，脉象沉细弱。

治法：温补脾胃，和中降逆。

方药：理中丸加吴茱萸、丁香为主方。

5. 胃阴不足型

症状：呃声急促而不连续，口干舌燥，烦躁不安，舌质红而干或有裂纹，脉象细数。

治法：生津养胃止呃。

方药：益胃汤加枇杷叶、石斛、柿蒂等以降逆止呃。

六、手法治疗

1. 颈源性呃逆

患者取坐位，医者立于患者背后，先以点、按、揉、弹拨等手法松颈肩部软组织，使痉挛的颈部肌肉松弛。

（1）捏拿舒筋法

医者捏拿颈椎两侧的筋腱肌肉，边拿边放，并且逐渐由上而下移动，损伤时用力要由轻而重，不可突然用力，动作要缓和而有连贯性，将指力作用于筋骨之间，以透热为度，产生刺激。这种刺激可以经相应部位的颈神经后支的内侧支，至后根脊神经节及后根，达第四或第五颈髓节后角灰质，后角灰质相应的神经元，除将这种刺激向上传达大脑皮质感觉中枢，引起胸背部传导的感觉外，其侧支可达相应颈髓节前角运动神经元，影响神经元，抑制膈神经的传导作用，降低膈神经的兴奋性，从而解除膈肌痉挛。

（2）颈椎定点旋转复位法

以颈5左偏为例，患者头部左旋约45°，术者屈曲左前臂，掌侧托住患者右侧下颌骨体部，左前胸固定患者后头部，逐渐用力向上牵引患者头颈部，牵引力需平稳而均匀；当将患者头部左旋至45°时，左前臂瞬间发力，加大左旋约10°，同时用右手拇指按压第五颈椎棘突左侧向右前方推压，多数患者可听到复位的声响。此时必须注意：其一，旋转角度达45°即止，不可过大；其二，不可片面追求旋颈时的弹响声。

2. 穴位按摩法

取印堂、攒竹穴，用点、按、揉以及一指禅推法。令患者平卧，医者站在患者头部第一端，用拇指按压穴位，嘱患者屏住气并用力把下腹部鼓起。术者拇指时而挤压时而放松，指端不离穴位，同时做小旋转按压，可向两边眉棱骨按压，坚持 40 秒钟左右。反复操作 2～3 次。按摩印堂穴、攒竹穴以及眉棱骨，主要是压迫及挤压眶上神经，通过刺激神经系统的调节，使膈肌及胃部神经处于松弛状态，而且下腹部有意鼓气也可以使胃部广泛充气，利用气体压力作用于膈肌，以达到止呃逆的目的。

七、针灸治疗

取穴：中脘、内关、足三里、膈俞。

胃中寒冷加灸梁门，胃火上逆针泻陷谷，气机郁滞针泻期门、太冲，脾胃阳虚加灸气海，胃阴不足针补太溪。

八、食疗选方与饮食宜忌

① 雪梨 1 个，放入丁香 10 粒，用竹签相插合好，用水湿卫生纸 4～5 层包好。文火煨热，去丁香吃梨。治胃中寒冷型呃逆。

② 鲜芦根 30 克，柿蒂 10 克，同煎取汁，入粳米 50 克，皮蛋 1 只煮成稀薄粥，加冰糖适量调味食用。治胃火上逆型呃逆。

③ 柿蒂 10 克，佛手 5 克，煎汤，后入绿萼梅 5 克，煮沸后，去渣取汁，加冰糖适量调味，不拘时饮用。治气机郁滞型呃逆。

④ 沙参、麦冬、玉竹、生地各 10 克，同煎取汁，加入猕猴桃、甘蔗各 100 克榨汁，代茶饮用。治胃阴不足型呃逆。

⑤ 大鲫鱼 1 尾，去鳞及肠杂洗净，然后将姜、蒜、胡椒、陈皮、砂仁适量放入鱼腹内，煮熟作羹汤，加食盐调味，饮汤食鱼肉。治脾胃阳虚型呃逆。

⑥ 饮食宜忌。呃逆患者所进饮食根据不同的证型而定，胃中寒冷型或脾胃阳虚型，宜食温中散寒或补益脾胃的食物，如生姜、胡椒、刀豆、鲫鱼、羊肉等；忌生冷瓜果。胃火上逆型或胃阴不足型，宜食清胃降火或养胃阴的食物，如枇杷、脐橙、梨、哈密瓜、猕猴桃等；忌食辛辣食物。气机郁滞型，宜食有助行气和胃的食物，如佛手、刀豆、橘子等；忌食滞气食物，如番薯、豆类等。

九、日常护理与预后

① 培养良好的饮食习惯，避免暴饮暴食，治疗期间，禁食冷饮及酸、辣等刺激性食物。

② 要注意保暖，避免寒凉刺激。

③ 手法治疗本病时，手法较重，但不可猛然用力，要由轻到重，以患者能忍受为度。

第二节　颈性腹泻

腹泻是以大便次数增多、便质清稀甚至如水样或顽固不化为主要特征的病症，多伴有腹痛、肠鸣等症状。

一、病因病理

① 颈椎轻度移位，或周围软组织痉挛或炎症刺激导致椎动脉或交感神经纤维受刺激发生血管痉挛，出现椎—基底动脉血流量减少，继发下丘脑缺血，边缘叶对内脏的活动调节通过下丘脑往下传递时发生障碍，产生胃肠蠕动和腺体分泌增加，可引起腹泻。并且由于夜间长时间的睡眠，极易引起颈椎生理曲度改变，加上清晨起床前后的颈部活动，从而加重了椎动脉的刺激或压迫，使体内血流量的分布发生了明显变化，从而加剧了下丘脑缺血，出现比在其他时间更明显的清晨肠鸣音亢进、腹痛、腹胀、腹泻或下坠感。

② 胸、腰椎关节错位使交感神经节前纤维受到压迫、牵拉或炎症物质的刺激，造成神经功能低下，肠壁细胞处于去神经的过敏状态，最终导致胃肠功能紊乱。

二、临床表现

① 晨起便急，便前腹痛腹胀，肠鸣音亢进，肠鸣即泻，排便下坠感，泻后即安。日腹泻可达 2～15 次。排不消化便或稀粪。

② 有明显头痛、头晕、颈酸痛或肢体麻木等颈椎病症状。

三、诊断要点

① 有颈椎病史，每日大便次数 2 次以上，连续或反复超过 2 个月。

② 有头痛、头晕、颈酸痛等颈椎病表现，晨起便急，便前腹痛、腹胀、肠鸣音亢进、腹泻。

③ 触诊：颈肌紧张，颈 3～5 横突不对称，颈 3～5 棘突偏歪，压痛，颈部活动受限。

④ X 线检查：颈曲变直，或颈椎后缘连线中断、成角、反张。颈 3～5 椎体呈双边征或双突征，椎间隙变窄，骨质增生，颈 3～4、4～5 椎间孔变形缩小。

⑤ 三大常规、电解质以及实验室检查无异常。结肠纤维镜检查示肠管痉

挛持续时间延长，收缩频率加快，肠腔黏膜出血，黏液分泌增多或正常，组织活检正常；全消化道钡餐透视检查多数可见肠管痉挛、激惹等现象；乙状结肠镜检查可发现乙状结肠黏膜潮红、水肿或增厚，且较脆，易于出血或表面有浅溃疡、边缘不甚整齐，部分患者无异常发现；肠电图检查显示波幅高，频率快。

四、鉴别诊断

1. 胃源性腹泻

慢性萎缩性胃炎、胃癌、胃切除术后、恶性贫血等疾病，可使胃酸缺乏而引起腹泻，并常在晨起或餐后排便，多无肠绞痛。胃源性腹泻多为腐败性消化不良，大便呈深褐色而带泡沫的糊状，有刺鼻的恶臭，原发病症状明显。

2. 感染性肠源性腹泻

因病毒、细菌、真菌及寄生虫等感染引起。腹泻比较急、重，粪便多伴有脓血、黏液等分泌物，腹痛、食欲不振等消化道症状明显，多伴有发热、恶寒等感染症状。大便常规常有大量白细胞或红细胞，细菌培养等可发现特异性病原体。内科药物治疗，效果肯定。

3. 肿瘤性腹泻

肠道肿瘤，如小肠恶性淋巴瘤、结肠癌、直肠癌等，由于肠黏膜受浸润及发生炎症、溃疡等，均可引起腹泻。但本类疾病，一般为便血或痢疾样脓血便，伴腹痛或腰骶部持续性疼痛，右腹常可触及肿块，伴消瘦、贫血、发热、黄疸等恶病质改变。全消化道钡餐透视可见结肠充盈缺损、肠腔狭窄等病变；纤维结肠镜检查，可发现原发性病灶。

五、辨证分型及药物治疗

1. 寒湿型

症状：泄泻清稀，甚至如水样，腹痛肠鸣，脘闷食少，或并有恶寒发热，鼻塞头痛，肢体痠痛，苔薄白或白腻，永濡缓。

治法：解表散寒，芳香化湿。

方药：藿香正气散加减。

2. 湿热型

症状：泄泻腹痛，泻下急迫，或泻而不爽，粪色黄褐而臭，肛门灼热，烦热口渴，小便短黄，舌苔黄腻，脉濡数或滑数。

治法：清热利湿。

方药：葛根芩连汤加味。

3. 食滞肠胃型

症状：腹痛肠鸣，泻下粪便臭如败卵，泻后痛减，伴有不消化之物，脘腹痞满。宿食不化，则浊气上逆，嗳腐酸臭。宿食下注，则泻下臭如败卵。泻后腐浊外泄，则腹痛减轻。舌苔厚腻，脉滑，是为宿食内停之象。

治法：消食导滞。

方药：保和丸为主方。

4. 肝气乘脾型

症状：平时多有胸胁胀闷，嗳气食少，每因抑郁恼怒或情绪紧张之时，发生腹痛泄泻，舌淡红，脉弦。

治法：抑肝扶脾。

方药：痛泻要方为主方。

5. 脾胃虚弱型

症状：大便时溏时泻，水谷不化，稍进油腻之物，则大便次数增多，饮食减少，脘腹胀闷不舒，面色萎黄，肢倦乏力。舌淡苔白，脉细弱。

治法：健脾益胃。

方药：参苓白术散为主方。

6. 肾阳虚衰型

症状：泄泻多在黎明之前，腹部作痛，肠鸣即泻，泻后则安，形寒肢冷，腰膝痠软，舌淡苔白，脉沉细。

治法：温肾健脾，固涩止泻。

方药：四神丸加味。

六、手法治疗

① 捏拿舒筋：以拇指与其余四指对合沿斜方肌进行捏拿，运用滚法沿膀胱经第一侧线以及肌肉走行方向操作，往返数遍；用拇指指腹或手掌掌根沿上述肌肉走向反复推按数遍，并分拨理筋。

② 点按肾俞、大肠俞、脾俞、胃俞及腰阳关，每穴施术约 2 分钟，以透热为度。

③ 掌揉腰骶部以及八髎穴，以透热为度。

④ 理顺通络法：按肠胃生理蠕动走向用手掌揉按推顺。例如，调理推顺结肠法：用掌根先在右侧升结肠起始处顺时针环揉数次，然后一边环揉一边顺升结肠走向向上走，再同样一边环揉一边顺横结肠、降结肠、乙状结肠走向揉推。

⑤ 点穴通络：按揉双侧足三里，以酸胀为度，施术约 3 分钟；患者俯卧位，沿脊柱两旁脾俞到大肠俞以滚法施治，往返十余遍；患者仰卧位，医者以一指禅

推法由中脘穴缓慢向下移至气海、关元穴，往返 5～6 遍，然后摩腹，时间约 5 分钟。

⑥ 旋转复位法：详见于前章节。

七、针灸治疗

取穴：天枢、足三里、三阴交、上巨虚。

寒湿配阴陵泉，湿热配合谷，食滞肠胃配公孙，肝气乘脾配太冲，脾胃虚弱配脾俞、胃俞，肾阳虚衰配肾俞、命门。寒湿、湿热、食滞肠胃、肝气乘脾四型毫针刺用泻法；脾胃虚弱、肾阳虚衰毫针刺用补法，并可加灸。

八、食疗选方与饮食宜忌

① 补骨脂 15 克，猪腰一个洗净切块，水适量同煮熟，加盐少许调味，饮汤食猪腰。

② 羊肉 1 000 克，红参 10 克，枸杞子、黄芪各 10 克，砂仁、陈皮各 5 克，巴戟12 克。先将羊肉洗净切块，下炒锅放花生油把羊肉炒干水，加入料酒 15 克，生姜 10 克，葱 10 克，酱油 5 克，盐 3 克，白糖 10 克，加盖焖熟。把红参等药材另放炒锅中，水煎 2 次，每次加水 400 毫升，2 次共煎药汁 500 毫升。最后将药汁加入焖熟之羊肉中小火炖至酥烂后吃肉喝汤。

③ 饮食宜忌。急性腹泻时以流质、半流质饮食为主。注意保持饮食的规律性，避免暴饮暴食、辛辣刺激之物；禁忌生冷、不洁食物，不宜吃油腻、坚硬或含多量纤维素之食物。

九、日常护理与预后

由颈椎错位引起的慢性腹泻，其标在腹泻，而本在颈椎。故多注意颈部保健，纠正不良工作姿势和睡姿，练保健操及睡保健枕。注意休息、适当加强腰背肌的功能锻炼，早、晚各坚持 5～10 分钟的腰功能锻炼。本病一般预后良好。

第十二章　运动系统疾病

第一节　肩　周　炎

肩周炎又称五十肩，肩凝症，是以关节疼痛和功能障碍为主要症状的常见病症。本病的好发年龄在50岁左右，女性发病率略高于男性，多见于体力劳动者。如得不到有效的治疗，有可能严重影响肩关节功能活动。

一、病因病理

肩关节的神经有：腋神经、肩胛上神经、肩胛下神经、肌皮神经、胸背神经、肩胛背神经、胸前神经。肩周炎的病因到目前尚未十分清楚。一般认为与退变、损伤、感受风、寒、湿邪有关。肩关节的关节头大，关节盂浅，加上关节囊松弛，其稳定性较差，到了50岁左右，其组织活动力降低，加上活动频繁，因而容易损伤，使肩部肌内紧张或痉挛，局部循环发生障碍，大量渗出液淤积，形成急性炎症，表现为疼痛，日久则纤维化，疤痕形成，僵硬萎缩，关节囊粘连，关节功能受损。作为病因学基础则主要是颈部损伤或风、寒、湿邪入侵，使颈椎的内外平衡失调，而导致肩关节周围肌肉、韧带痉挛，从而使肩周发生无菌性炎症。

颈神经除第1颈神经由环枕间出椎管外，其余神经由相应椎间孔穿出，在穿过椎间孔时附着于孔周围的骨膜。神经根位于椎间孔后上部，占容积的1/4～1/6，神经根周围尚有脂肪、血管及结缔组织等。椎间孔的孔道较短，横径较小。当后关节向前、后方移动时，或关节突增生时，可使椎间孔横径进一步缩小。再者，孔口内侧为钩突关节，此关节肥大可使椎间孔更缩小。在外伤、劳损等因素下，容易造成颈4至胸1的侧摆式或旋转式错位，钩椎关节错位极易损害交感神经，脊膜返回支神经根中的运动根，易致肩部肌肉运动功能障碍，肌营养不良而较快出现萎缩。但是，这种错位引起颈部的疼痛及活动受限甚微，而肩部症状却很重，所以在临床上颈椎病的症状极容易被忽略。

二、临床表现

1. 疼痛

早期呈阵发性疼痛，常因天气变化及劳累而诱发，以后逐渐发展到持续性疼痛，并逐渐加重，昼轻夜重，夜不能寐，不能向患侧侧卧。肩部受到牵拉时，可引起剧烈疼痛。此外在肩关节周围有广泛的压痛，并可向颈部及肘部放射。

2. 功能活动受限

由于关节囊及肌肉的粘连，长期废用而引起的肌力降低，且喙肱韧带固定于缩短的内旋位等因素，可使肩关节各向的主动和被动活动均受限。特别是当肩关节外展时，出现典型的“扛肩”现象。梳头，穿衣服等动作均难以完成。严重时，肘关节功能亦受限，屈肘时手不能摸肩。日久，三角肌等可以发生不同程度的废用性萎缩，出现肩峰突起，上臂上举不便，后伸欠利等症状。肩活动受限分 2 型：①轻型：前屈、外展正常，但上举不超过 150°，后伸伴内收触脊柱棘突不超过第 10 胸椎棘突。②中型：前屈、外展正常，但上举不超过 120°，后伸伴内收摸脊柱棘突不超过第 12 胸椎棘突。③重型：前屈、外展勉强可作，但疼痛，再行上举则在 100°以内，后伸伴内收触脊脊柱棘突在第 1 腰椎棘突以下。

三、诊断要点

本病多发生于老年人，以 50～60 岁为多见。可有肩部劳损或外伤或感受风寒湿邪病史。肩部压痛，一般压痛点是多处的。常见于喙突处、肩峰下、结节间沟处、肩后部肩胛骨内侧缘等。肩关节活动受限，以外旋、外展与高举活动受限最明显。晚期三角肌或冈上肌萎缩，关节囊粘连，严重时出现肩胛骨代偿性活动。

1. 触诊

用手指在锁骨上窝轻轻触摸，就会发现斜角肌痉挛形成的细索状肌硬结，沿此索状肌腱向上摸至止点，即是错位颈椎的钩椎关节前方，该处有明显压痛，并能发现此横突轻微隆起。

2. X 线检查

颈椎正侧位摄片，一般可看到颈曲有改变，颈 5～6 或颈 6～7 或颈 7 至胸 1 椎间隙有改变，下颈段钩突变尖或变平，双侧钩椎关节不对称。颈 5～7 椎体的棘突偏歪，椎体后缘连线中断。双斜位片显示椎间孔变小，椎间孔前壁见钩突明显增生听不到唇状或轻微前后移位。肩关节正侧位片一般看不到明显的异常 X 线特征。

四、鉴别诊断

注意与冈上肌肌腱损伤、风湿性关节炎、肺转移癌、臂丛神经炎鉴别诊断。

五、辨证分型及药物治疗

1. 风胜型

症状：多伤于筋，肩痛可牵涉手指。舌淡，苔薄白，脉数。

治法：祛风通络，散寒除湿。

方药：防风汤加减。

2. 寒胜型

症状：多伤于骨，肩痛较剧，深按和得热则舒。舌淡，苔白腻，脉细弱。

治法：温经散寒，祛风除湿。

方药：乌头汤加减。

3. 湿胜型

症状：多伤于肉，肩痛固定不移，局部肿胀，拒按，胸脘闷。舌淡，苔薄白，脉濡。

治法：除湿通络，祛风散寒。

方药：薏苡仁汤加减。

六、手法治疗

① 点按肩部肩井、缺盆、天宗、中府、肩贞等穴位，再拿、揉肩背，最后做肩环转、上举、内收、后伸、内旋等被动运动。

② 对于错位患者用复位法，以左肩前侧剧痛并活动受限为例。先触诊左侧锁骨上窝，食指平按在锁骨上方处，触及斜角肌呈索状硬结，沿此肌索状物上行达第5颈椎横突前止，多有压痛，此为钩椎关节前错位处。病人坐在靠背椅上，术者立其左前方，以右拇指轻按在横突前压痛隆起处，用左手掌扶病人头部嘱他将头侧屈，紧贴在术者右手背上，病人双上肢垂直于身旁，术者令病人将左上肢做耸肩，与头同时用力作挟压术者右拇指动作。术者双手同时用力，左手按其头部不让其抬起，右拇指用力将其颈椎横突顶压向后右方向，瞬间完成手法。

七、针灸治疗

取穴：肩髎、肩髃、肩贞、天宗、臑会、曲池、压痛点、阳陵泉、条口。

风胜型加风门、膈俞、针用泻法；寒胜型加大椎、命门、足三里，针用补法或加灸；湿胜型加阴陵泉、三阴交、丰隆，针用泻法。

八、食疗选方与饮食宜忌

① 天麻、当归、活蝎子各 10 克，红参 6 克，黄芪 15 克，乌鸡 1 只，红枣 10 枚，姜葱各 10 克，精盐 0.5 克。将鸡宰后剖腹去内脏洗净，用开水把活蝎烫死后，把当归、红参、黄芪、蝎子填入鸡腹内，复合。把整理好的全鸡放砂锅中，腹面向上，红枣、姜葱摆在其上，加精盐及清水，先用大火烧开，后转用小火炖至鸡肉酥烂服。

② 银环蛇 200 克，兔肉 150 克，先将兔、蛇肉洗净切块，放在开水中煮熟，然后将肉撕成丝。把蛇、兔肉丝放入油锅中稍炒，溅煮酒，加入蛇兔汤 200 毫升，少许盐及姜丝。最后将湿鱼肚、鸡肉丝、鸭肉丝各 35 克，水发香菇丝 75 克，水发木耳丝 25 克，麻油 3 克，化猪油 10 克，味精，用湿生粉勾芡，服时把柠檬叶丝和菊花瓣放入小味碟中伴食，可解腥味。

③ 饮食宜忌。患病期间宜服温热食品，忌寒凉之物。应禁烟，可少量服用药酒。宜长期服补益肝肾之食品，如核桃、芝麻、开心果、黑木耳、牛鞭、或羊筋等。

九、日常护理与预后

发病初期，肩痛尚轻，可改变枕头高度或改变睡姿，配以保健功练习。习惯右侧卧者，将枕头平整好，用浴巾叠成 1～2 厘米厚垫于枕下，再右侧卧片刻，如痛不减，即转身左侧卧片刻。此试验结果，增高枕后右侧卧能使肩痛减轻，应将原枕增高；如左侧卧才能使肩痛减轻，则原枕头高度要降低。每晨醒后在床上可以做仰卧摇肩：仰卧屈肘，双手放胸前，头左转，左肘按床将左肩抬起离床，肩放下，重复 3～5 次，再如此法抬右肩 3～5 次。起床后坚持以下锻炼方法：

① 弯腰晃肩法：弯腰伸臂，做肩关节环转运动，动作由小到大，由慢到快。

② 爬墙活动：面对墙壁，用双手或单手沿墙壁缓慢向上爬动，使上肢尽量高举，然后再缓缓向下回到原处，反复数次。

③ 体后拉手：双手向后，由健侧手拉住患侧腕部，渐渐向上拉动，反复进行。

④ 外旋锻炼：背靠墙而立，双手握拳屈肘，两臂外旋，尽量使拳背碰到墙壁，反复数次。

⑤ 双手在颈后交叉，肩关节尽量内收及外展，反复数次。

⑥ 甩手锻炼：患者站立位，做肩关节前屈、后伸及内收、外展运动，动作幅度由小到大，反复进行。

第二节　肱骨外上、内上髁炎

肱骨外上髁炎是伸腕肌起点损伤，又称网球肘。肱骨内上髁炎为前臂屈肌起点的损伤，又名高尔夫球肘。

一、病因病理

网球肘发病原因尚未完全清楚，一般认为是组织退行性变，加上外伤或劳损引起。如属急性外伤者，多由于腕处于背伸状态下，突然受到腕屈曲猛力牵拉而使伸腕肌群的起点损伤。如属慢性劳损者，多由于腕部做频繁或持久的背伸活动渐至伸腕肌起点慢性积累性损伤。这种慢性损伤临床较多见，多发生于乒乓球、羽毛球、网球运动者及印刷、纺织、扫地及手提重物的家庭主妇，或长期伏案、高枕睡觉者。

此病的病理变化包括前臂伸肌联合腱的部分撕裂，肱骨外上髁部骨膜无菌性炎症，联合腱与桡骨小头之间的滑囊炎。尺骨冠状突与肱骨小头以及桡骨小头之间的滑膜增厚，严重者可波及环状韧带，引起该韧带松弛以至桡骨小头半脱位，有时导致肱骨外髁骨质增生，总之，主要的病理变化特点是早期多局限于伸腕肌起点部分撕裂、渗出、血肿、炎症等改变，中晚期常波及周围组织引起粘连、纤维化形成、增生变性等改变。

高尔夫球肘由于前臂屈肌反复牵拉收缩，发生持续性劳损。肱骨上髁为桡侧腕屈肌、掌长肌、指浅屈肌及旋前圆肌总肌腱所附着，屈肌长期劳损致肌腱发生撕裂而出现出血或充血、水肿、渗出、粘连等病理变化，或肱尺关节错位，同时肱骨内上髁较外上髁明显突出，碰撞机会较多，加上年龄增长，内上髁发生退行性变而出现疼痛、功能障碍。

从解剖上看，桡侧伸腕长、短肌由颈 6 神经支配，尺侧伸腕肌由颈 7 神经支配；而桡侧腕屈肌由颈 7 神经支配，尺侧腕屈肌由颈 8 神经支配。因此，当颈 6～8 神经因颈胸椎内外平衡失调而错位、椎间孔变形缩小时，使神经根受到刺激或压迫，导致前臂伸、屈肌总腱痉挛。若前臂伸或屈肌有急、慢性损伤时，即出现症状。

二、临床表现

网球肘多发生于中年人，以手部操作的工作与运动者为多，亦有长期伏案工作或高枕睡眠,无外伤史及无反复腕部屈伸动作史者,多数网球肘发病于右侧,而发生于左侧者多见于无明显肘外伤及无腕部反复屈伸劳损史,但却有颈肩背痛者。肱骨外上髁或其周围疼痛,有时向前臂放射,进行伸腕动作或端提物件时,局部疼痛剧增。

高尔夫球肘表现为肘部内髁处肿胀疼痛,压痛明显,患侧手无力,不能提重物,无名指及小指间歇性麻木感,触摸内髁部有尖锐感,考虑有骨质增生。多数病者症状出现在右侧,少数在左侧。部分病者有颈肩背痛史。

三、诊断要点

① 网球肘在肱骨外上髁或桡骨小头处或伸腕肌的肌间沟压痛明显,或有伸腕肌紧张或痉挛或轻度肿胀,或触及桡骨小头轻度移位,腕部抗阻力背伸试验阳性。高尔夫球肘在肱骨内髁处有压痛,屈腕抗阻力试验阳性。

② 颈4～7关节突隆起,横突、棘突偏歪、压痛,胸1、2棘突偏歪,压痛。冈上肌、大小圆肌、后斜角肌等压痛。患侧肩胛间区有结节状物,压痛明显。

③ X线检查:颈4～7,胸1、2棘突偏歪,椎体后缘连线中断、反张、成角,双边征或双突征,椎间隙变窄,椎体前后缘骨质增生,项韧带钙化。斜位片显示椎间孔变形缩小,椎间孔前壁见钩突增生呈唇样或轻微前后移位。

四、鉴别诊断

应与肘部风湿性、类风湿性关节炎鉴别。

五、辨证分型及药物治疗

参照本章第一节肩周炎。

六、手法治疗

① 先放松颈部软组织。

② 纠正钩椎关节错位,以左肘痛为例,先触诊左侧锁骨上窝,食指平按在锁骨上方处,触及斜角肌呈索状物上行达第5颈椎横突前止,多有压痛,此为钩椎关节前错位处。病人坐在靠背椅上,术者立其左前方,以右拇指轻按在横突前压痛隆起处,用左手掌扶病人头部嘱其将头侧屈,紧贴在术者右手背上,病人双上肢垂直于身旁,术者令病人将左上肢做耸肩,与头同时用力作挟压术者右拇指动作。术者双手同时用力,左手按其头部不让其抬起,右拇指用力将其颈椎横突顶压向后右方向,瞬间完成手法。

③ 点按天宗、缺盆、手三里、曲池、外关、小海、少海、曲泽等穴,以及按揉患

侧肩胛间区痛点，再用腋部挟持患者手腕作牵引。

七、针灸治疗

取穴：大椎、风池、压痛点。

肱骨外上髁型加曲池、手三里、合谷、尺泽，针用泻法；肱骨内上髁型加尺泽、少海、中渚，针用泻法。

八、食疗选方与饮食宜忌

参照本章第一节肩周炎。

九、日常护理与预后

反复进行腕部屈伸及前臂旋前、旋后运动工作者应注意“反向运动”，即经常作腕关节背伸者，宜作腕关节抗阻屈曲锻炼。而反复频繁作腕屈曲者，宜做腕关节抗阻背伸锻炼。此外还可作颈部锻炼。

1. 四面侧颈

①头颈向前、向下低垂，尽可能将下颏弯向胸骨上凹。②头颈缓缓回预备位。③头颈尽量向后侧仰。④头颈缓缓回预备位。⑤头颈向左侧侧屈到最大极限。⑥头颈缓缓回预备位。

2. 地上寻珠

①头颈缓缓向左肩方向转动。②头颈转向左后下方最大极限，双眼看向左后下方地上。③继续转向左后下方，直至颈肩部有酸胀感。④头颈放松缓缓转回预备位。⑤、⑥、⑦、⑧拍头颈转向右后下方做相似动作。

第三节　肩臂疼痛综合征

臂丛神经根性、丛性、干性病变引起的肩臂手疼痛，是根型颈椎病的常见症状，有时亦见于颈椎间盘突出症，统称为肩臂疼痛综合征。

一、病因病理

1. 根型颈椎病的病因病理

① 颈椎间孔缩小，颈神经根在椎间孔内受激压。椎体侧后缘钩椎关节形成骨赘，后关节增生及上关节突前移位，是常见的原因。

② 前斜角肌痉挛使臂丛神经受损伤，或高位颈椎病变亦可造成肩臂手疼痛。

③ 急性颈椎损伤后，血肿激压臂丛神经根，或神经根撕裂。

④ 脊髓病变造成肩臂疼痛或麻木，但不太剧烈。

⑤ 由于颈项部肌肉继发性痉挛，造成神经组织缺血缺氧。这是急性损伤或慢性期急性发作产生疼痛的主要原因。

2. 颈椎间盘突出症的病因病理

颈椎间盘纤维环较薄，当突然颈椎过度屈、伸或头部受压或外力作用易发生颈椎间盘突出。颈椎间盘突出可为纤维环部分破裂突出或纤维环破裂后髓核突出压迫神经根或颈髓。突出椎间盘开始为软性组织，以后因纤维化或骨化进一步减少了椎管容积。由于椎间盘突出减少了椎间高度，使关节突活动度增加，可出现颈椎不稳，进而可发生骨性关节炎，尤其钩椎关节、关节囊及黄韧带增厚进一步压迫脊髓或脊神经根。此时已由颈椎间盘突出症发展为颈椎病。

二、临床表现

颈椎病引起的典型臂丛神经痛，为根性疼痛，多发生在颈椎病急性期或慢性期。初期可仅有颈项部疼痛僵硬，多为间歇性痛，并从锁骨上窝较快扩散到整个肩臂指手部。咳嗽、打喷嚏，甚至深呼吸，均可诱发难忍的放射痛。有病变的斜方肌、冈上肌、冈下肌、三角肌，可有显著压痛，并较快出现受累神经支配区的肌肉萎缩。约有 1/3 的病人可伴有头痛，并多局限在枕部或耳后区域。上肢外展、上举和颈向健侧转动时疼痛加重；上肢内收屈肘时疼痛减轻。故患者喜欢取屈肘、头转向患侧的特殊姿势，以减轻臂丛神经的紧张和活动，从而减轻疼痛。绝大多数病人夜间症状加重，辗转难眠。患者早晨醒后感到颈项区及菱形区疼痛，并伴有手胀、握拳困难，活动后缓解。夜间休息症状之所以加重，原因可能是：①睡眠时不论仰卧或侧卧，颈椎都难免受压迫；②夜静时，大脑皮层对疼痛刺激反应敏感性升高；③昼夜交感神经与副交感神经的兴奋性不同。

颈椎间盘突出症引起的肩臂疼痛因突出的位置不同，表现亦各异。颈 3、4 椎间盘突出症使颈 4 神经根受累，疼痛和麻木区在颈后部、肩部以及后肩胛区，颈后伸时疼痛加重。颈 4、5 椎间盘突出症，颈 5 神经根受累，疼痛和麻木区在肩部，可放射到上臂外侧。颈 5、6 椎间盘突出症使颈 6 神经根受压，疼痛和麻木放射部位由颈部沿肱二头肌、前臂上侧到拇指与食指之间，疼痛和麻木放射区由肩背部、上臂、前臂外侧到中指。颈 7 胸 1 椎间盘突出症使颈 8 神经根受累，疼痛和麻木放射由肩背部、上肢后外侧到小指，主要在腕关节以下。

三、诊断要点

病人年龄在40～60岁之间，男多于女。患者有颈肩臂疼痛，手指麻木症状，可有肌肉萎缩。

1. 触诊

颈3～6横突不对称，颈3～7棘突偏歪、压痛。颈部旋转或后伸受限。

2. 检查

(1) 压颈试验

病人取坐位，颈部稍后仰并向患侧倾斜，检查者双手手指交叉，掌面按在病人头顶上顺颈椎纵轴按压，病人如有沿颈肩臂部神经支配区放射痛或麻木感为阳性。

(2) 臂丛神经张力试验

病人取坐位，头部向健侧侧屈，患侧上肢取伸直位。检查者一手固定头部，一手扶患侧腕部使上肢做外展动作。为加强臂丛神经的张力，可同时背伸病腕关节，疼痛向患肢远侧放射者为阳性体征。

3. X线检查

颈3～7棘突偏歪，颈曲变直，椎体后缘连线中断、成角、反张，有双边影或双突影，椎间孔变形变窄，椎间隙变窄，韧带钙化，椎体前、后缘骨增生。颈椎病和颈椎间盘突出症在X线平片上并无特征。

4. CT检查

颈3～7两侧椎间孔不等大，钩椎关节骨赘，以及有颈椎间盘突出。

5. MRI检查

颈椎间盘突出时矢状位示椎管明显变窄，硬膜或脊髓受压。与椎旁硬膜外静脉对比，可显示钩椎关节与骨赘，硬膜腔间隙变窄或闭塞，横断面硬膜囊移位不对称，两侧椎间孔不对称。

四、鉴别诊断

1. 风湿性或慢性劳损

纤维组织炎、肩周炎均可有颈肩痛、手麻木等表现，但无神经根放射性痛，腱反射正常。

2. 胸廓出口综合征

如颈肋综合征，此为第7颈椎黄突过长，肩下垂，前斜角肌压迫臂丛神经和锁骨下动脉引起的症状。鉴别点有血管症状，如手发凉、发紫，桡动脉减弱或消失，颈8神经节段部分或手部广泛感觉障碍。X线正位片，颈7横突过长或有短肋骨。

3. 肩关节周围炎

多见于50～60岁患者,发病缓慢,逐渐加重,并感到肩部僵硬。疼痛可为钝痛,刀割样痛,夜间加重,可放射到上臂和手。肩部压痛广泛,喙突处肩峰下结节间沟处压痛最为明显。肩关节活动受限,以外旋、外展与上举受限最明显。晚期三角肌或冈上肌萎缩,关节囊粘连,严重时出现肩胛代偿性活动。

4. 肱骨外上髁炎

为急慢性损伤所致,多见于经常做打网球类动作的患者。疼痛局限于肱骨外上髁部位,前臂旋前伸直肘疼痛加重。

五、辨证分型及药物治疗

1. 气滞血瘀型

症状:颈项僵硬,肩臂疼痛或麻木。舌黯,苔薄白,脉细涩。

治法:行气活血、舒筋通络。

方药:身痛逐瘀汤加减。

2. 寒湿凝滞型

症状:多有受寒史,颈项僵硬,肩臂疼痛或麻木,遇寒加重,得热则减。舌淡薄,苔白腻,脉濡缓。

治法:祛寒除湿、温经通络。

方药:羌活胜湿汤加肉桂、细辛。

六、手法治疗

1. 活筋松解法

松解颈肌与筋膜之间的粘连,缓解肌痉挛。

(1) 舒筋通络

患者坐位,医者用轻柔的滚、按、拿、一指禅等手法在颈椎两侧及肩部治疗,使紧张的肌肉放松,从而加强局部气血运行,促进水肿吸收,为下一步手法治疗创造条件,同时可减轻因肌张力增加而造成的对颈脊柱的牵拉力。

(2) 拉宽椎间隙

患者坐于低凳上,医者一手托住患者下颌部,另一手托住患者枕部,然后两手同时用力向上提,沿着颈椎纵轴方向向上拔伸提拉牵引,持续数分钟,同时可以将头部缓慢地前后左右摆动数次。使颈椎间隙增宽,以扩大椎间孔,为纠正颈脊柱力学平衡创造条件。

2. 纠偏复正法

用于小关节错位棘突偏歪者,以加速内平衡。

(1) 旋转复位法

患者取坐位,头部前屈35°,再向左偏45°,医者用左手拇指顶住偏歪棘突的右侧,右手掌托住患者左面颊及颏部。助手站在患者左侧,右手掌压住患者右颞顶部,根据复位的需要按住头部。然后,医者右手掌向上用力使患者头颈沿矢状轴旋转45°,同时左手拇指向左侧水平方向推顶偏歪棘突,可听到一响声,并且感到指下棘突向左移动。让患者头部处中立位,顺压棘突和项韧带,松动两侧颈肌,手法结束。

(2) 侧旋提推法

患者取坐位,颈部自然放松,向旋转活动受限制方向主动旋转至最大角度。医者一手拇指顶住患椎高起的棘突,其余四指夹持颈部。另一手掌心对准下颌,握住下颌骨。然后,医者抱住患者头部的手向上牵提和向受限侧旋转头部,同时另一手拇指向颈前轻顶棘突高隆处,可听到一响声,感指下棘突轻轻移位,让患者头部处中立位,用拇指触摸检查无异常,手法结束。

3. 理筋通络法

顺理颈部、肩部及肘部的软组织,促进局部炎症消退。用拇指指腹或掌根沿颈项肌及肩部肌肉走行方向进行理顺,指掌力度中等,由近向远,由上向下,由内向外反复理筋20～30次。

七、针灸治疗

取穴:大椎、颈夹脊、肩井、肩髃、肩髎、天宗、曲池、外关、合谷。

根据疼痛部位加用阿是穴、针用泻法。

八、食疗选方与饮食宜忌

① 海蛇1条,猪蹄2只,田七6克。先将海蛇及猪蹄洗净切块,砂锅注清水1 000毫升,把蛇、猪蹄、田七、姜块、料酒、葱、盐加入,用大火烧开再转用小火炖烂服。

② 母鸡1只,老桑枝60克,天麻10克,川芎10克。先将鸡洗净切成块,加水及配料、盐少许共煮汤服。

③ 海蛇干250克,威灵仙、川芎、巴戟、当归、熟地各50克。先将海蛇干洗净切块,与药材一起浸于50度以上白酒2 000毫升中密封3个月,取出过滤,每次饮20～30毫升。

④ 饮食宜忌。患病期间宜服温热食品,忌寒凉之物。应禁烟,可少量服用

药酒。宜长期服补益肝肾之食品，如核桃、芝麻、开心果、黑木耳、猪骨、羊筋等。

九、日常护理与预后

① 注意颈部保健，不宜长时间在一个强迫体位工作。低头工作半个小时至1个小时后宜抬头活动颈部，旋转屈仰头部几次后再继续工作。开车时间较长，颈肩劳累后宜停车休息并自行按摩颈肌及双肩肌肉。睡眠枕头要适中。注意进行颈部各方向活动的功能锻炼，宜多作头部后伸和左右旋转活动。

② 预防颈部的外伤，及时治疗颈肌的损伤，防止颈肩部受凉。

③ 颈肩部疼痛经上述手法等综合治疗后，一般病痛都能缓解，仅有少数患者需手术治疗。少数治疗不当或失治者，可引起患肢无力，感觉障碍，肌萎缩等。

参 考 文 献

[1] 黄帝,等.黄帝内经[M].南京:凤凰出版社,2012.
[2] 巢元方,等.诸病源候论[M].北京:人民卫生出版社,1955.
[3] 张仲景.伤寒杂病论[M].北京:人民卫生出版社,1965.
[4] 皇甫谧.针灸甲乙经[M].沈阳:辽宁科学技术出版社,1997.
[5] 王肯堂.证治准绳[M].上海:上海科学技术出版社,1959.
[6] 高武.针灸聚英[M].上海:上海科学技术出版社,1961.
[7] 王焘.外台秘要[M].北京:人民卫生出版社,1955.
[8] 异远真人.跌损妙方[M].上海科学技术出版社,1958.
[9] 钱秀昌.伤科补要[M].上海科学技术出版社,1959.
[10] 李仲南.永类铃方[M].北京:北京大学出版社,1983.
[11] 胡廷光.伤科汇纂[M].北京:人民卫生出版社,1962.
[12] 李杲.脾胃论[M].上海:上海受古书店,2012.
[13] 吴谦,等.医宗金鉴:杂病心法要诀[M].北京:人民卫生出版社,1963.
[14] 王肯堂.证治准绳[M].上海:上海科学技术出版社,1959.
[15] 丁继华,等.中医骨伤历化医粹[M].北京:人民卫生出版社,1991.
[16] 刘闻一.捏骨秘法[M]//丁继华.中医骨伤历代医粹.北京:人民卫生出版社,1991.
[17] 沈寿.西汉刘安《淮南子》"六禽戏"的考释与研究[J].中华医学史杂志,1981(3).
[18] 吕不韦.吕氏春秋[M].上海:中华书局,1937.
[19] 王祖元.内功图说[M].北京:人民卫生出版社,1956.
[20] 杨明远.简明针灸学[M].哈尔滨:黑龙江人民出版社,1981.
[21] 潘之清.实用脊柱病学[M].济南:山东科学技术出版社,1996.
[22] 赵定麟.颈椎伤病学[M].上海:上海科技教育出版社,1994.
[23] 潘之清.颈椎病[M].济南:山东科学技术出版社,1980.
[24] 杨克勤.颈椎病[M].北京:人民卫生出版社,1981.

[25] 张长江. 脊柱相关疾病[M]. 北京:人民卫生出版社,1998.
[26] 马奎云. 中风的康复与防治[M]. 2 版. 郑州:河南科学技术出版社,1997.
[37] 张伯庚. 中医内科学[M]. 上海:上海科学技术出版社,1994.
[28] 孙国杰. 针灸学[M]. 上海:上海科学技术出版社,1999.
[29] 欧阳群. 针刺夹脊穴 156 例颈椎病疗效观察[C]//中南西南学术交流会论文集,1992.
[30] 杨长森. 针灸治疗学[M]. 上海:上海科学技术出版社,1998.
[31] 王维治. 神经病学[M]. 4 版. 北京:人民卫生出版社,2002.
[32] 马奎云,孙孝先. 颈源性疾病诊断治疗学[M]. 郑州:河南科学技术出版社,2005.
[33] 曹来宾. 实用骨关节影像诊断学[M]. 济南:山东科学技术出版社,1998.
[34] 贾连顺. 简明颈椎病学[M]. 上海:第二军医大学出版社,1999.
[35] 董福慧. 临床脊柱相关疾病[M]. 北京:人民卫生出版社,2011.
[36] 马奎云,孙孝先. 新编颈椎病学[M]. 郑州:郑州大学出版社,2014.
[37] 韦贵康,王守东,张俐. 脊柱相关疾病学[M]. 北京:人民卫生出版社. 2012.
[38] 韦坚. 从现代角度认识我国古代医学在颈椎病的治疗成就[J]. 中国中医骨伤科,2014(1).
[39] 郭国田. 针灸配合穴位敷贴治疗顽固性面瘫 60 例[J]. 新中医,2014(6).
[40] 黄培新,刘茂才. 神经科专病临床诊治[M]. 北京:人民卫生出版社,2005.
[41] 钟士元. 脊柱相关疾病治疗学[M]. 广州:广东科技出版社,2003.
[42] 上海第一医学院 X 线诊断学编写组. X 线诊断学[M]. 上海:上海科学技术出版社,1978.
[43] 陈新谦. 新编药物学[M]. 北京:人民卫生出版社,2000.
[44] 施杞. 颈椎病与腰椎病[M]. 上海:上海科学普及出版社,2002.